彼が離れられなくなる！ たった5分の魔法体操

金城真実

GENTOSHA

まえがき

「彼が離れられなくなる！」と聞いて、どんなカラダを連想しますか？

胸やおしりの大きなカラダ？　それともウエストがキュッとしまったスタイルのいいカラダのことでしょうか？

いいえ、違います。本書では「〝しまり〟のよい」カラダになることによって、彼が離れられなくなる方法についてお話ししています。

つまり、女性のある部分を鍛えれば、驚くほど〝しまり〟がよくなり、当然のことながらパートナーも感じやすくなり、あなたのトリコになるのです。

よく男性は「女性のあそこがしまっていると気持ちがいい」といいます。あそことは、どこのことでしょうか？

そう、膣《ちつ》のことですね。女性の膣がしまっていると、男性はさらに気持ちよくなります。

実は、女性も同じなのです。膣がしまっていると、女性もオーガズムを感じやすくなるのです。そのことをご存じだった方はどれくらいいるでしょうか。

おそらく初耳の方が多いでしょう。私は女性専門の泌尿器科の医師として、多くの女性にそれらのことを伝えたいと思い、この本を書きました。

「どうして泌尿器科の医師がそんなことを？」と思うかもしれませんが、泌尿器科医はセックスの悩みの相談にのることも多いのです。世間では女性にはセックスの悩みがほとんどないと思われているようですが、そんなことはありません。人知れず悩んで相談に来られる方がいらっしゃるのです。

私は常々、日本人女性のセックスに関心を持っていました。みんな、本当にセックスを楽しんでいるのだろうか、と気になっていたのです。

私は仕事やプライベートで海外に行くことが多いのですが、欧米の女性はセックスに対してオープンですし、積極的です。

また欧米では、膣を鍛えると男性が気持ちよくなるだけでなく、女性のセック

ス感度も上がるということは広く知られています。

正確にいうと、膣を取り巻く「骨盤底筋《こつばんていきん》」という筋肉を鍛えることで収縮力が増せば、膣のしまりがよくなるのです。それらについては近年発表された研究や論文、調査によって明らかになっていますので、本書で詳しく解説していきます。

幸いなことに、骨盤底筋は簡単に鍛えられます。一日たった5分の魔法のような体操でしまりがよくなり、セックスの感度も上がるのです。

余談ですが、40代になると多くなる尿もれの心配も一切なくなります。

好きな人とセックスをするなら、互いに気持ちよくありたい――そう願っているすべての女性に、この本を読んでいただきたいと思っています。

一人でも多くの女性にステキなセックスをしてほしいと心から願っています。

それが年齢を重ねても人生を輝かせることにつながるのだと思います。

2015年5月

女性泌尿器科医　金城真実《きんじょうまなみ》

彼が離れられなくなる！　たった5分の魔法体操　**目次**

第2章 骨盤底筋体操で人生がガラリと変わった女たち

第3章 〝しまり〟のいいカラダはたった5分の魔法体操でつくられる！

第4章 なぜ日本人はセックスレスになりがちなのか

第5章 骨盤底筋のゆるみで起こるコワイ病気

装丁／萩原弦一郎（デジカル）
カバー写真／アマナイメージズ
編集協力／佐久間真弓
図版・DTP／美創

第1章

〝しまり〟がよい
カラダってなに？

「本当のセックス」を知らない女性が多すぎる

だれかを好きになるとワクワク、ドキドキします。最初は会うだけで心が満たされていますが、そのうち肌と肌を触れ合わせたいと思うようになります。

その究極のカタチがセックスです。セックスはお互いの愛情を確かめ合い、二人の関係を深めるのに最適なスキンシップといえます。

しかし、なかにはセックスを繰り返しても「セックスのどこがいいの?」「本当に気持ちいいのか」「イクって、どういうこと?」「オーガズムってなに?」と悩む女性もいます。

一方の男性は、ペニスを女性の膣に挿入し、射精することでオーガズムを感じます。女性もその瞬間にオーガズムを感じていると思い込んでいる人は多いでしょう。

女性のほうは、たとえ自分があまり感じていなくても、男性をがっかりさせたくない、もっと喜ばせたいと思い、感じているフリをしたりします(心当たりはありませんか?)。

そんなセックスは本当のセックスとはいえません。男女がともに気持ちよさを味わうからこそ、セックスは男女にとって最高のコミュニケーションになるのです。気持ちのいいセックスをすれば、パートナーへの愛情が高まり、もっともっとお互いを大切にしようと思うはずです。

いままでセックスをあまり気持ちがいいと感じたことのない人や、それなりに気持ちいいけれどもオーガズムとは違うような気がするという人も、「セックスとはこんなもの」とあきらめないでほしいのです。

だれでもできる一日たった5分の簡単な体操で、本当のセックスを楽しむのに最適な、感じやすいカラダになれるのです。そのことを知らない女性があまりにも多すぎます。これは非常に残念なことだと思うのです。

「ゆるい」「しまっている」の違いは生まれつきではない！

「まえがき」にも書きましたが、男性は、女性の膣がしまっていると、ペニスを挿入したときに、いっそう気持ちよくなります。

ところで、膣がしまっているとは、どういうことをいうのでしょうか？

実は、**膣がしまるためには、膣を取り囲んでいる骨盤底筋に収縮力が求められます。**

骨盤底筋とは、骨盤の底を支える筋肉のことをいいます。自転車にのったとき、サドルが当たる部分といったらいいでしょうか。

この骨盤底筋に弾力があり、しなやかに動く収縮力があれば、膣もしまりやすくなります。**膣がしまると、男性が気持ちいいだけでなく、女性のセックスの感度もよくなる**のです。

骨盤底筋は筋肉ですから、20代をピークに、年々、衰えてきます。でも、若いうちから骨盤底筋を鍛えておけば、いつまでもセックスの楽しみを味わうことができるのです。

一方、セックスをしてもあまり気持ちよさを感じないという人は、残念ながら骨盤底筋がゆるんでいる可能性が高いといえます。日本人は欧米人に比べて、骨盤底筋が薄い人が多く、それだけゆるみやすいのです。

しかし、あきらめることはありません。骨盤底筋はだれでも鍛えることができるからです。

骨盤底筋を鍛える体操を覚え、実践すれば、膣がしまりやすくなり、セックスのたびにオーガズムを感じることができるようになるのです。

女性にとって最重要の「骨盤底筋」とは？

気持ちよくセックスするには骨盤底筋の収縮力（伸び縮み）が関係していますが、この筋肉がどういうものなのか、ご説明します。

もともと骨盤底筋は、人間が二足歩行をするようになったときに、しっぽを動かしていた筋肉が変化して骨盤内の臓器を支えるようになったといわれています。そうでなければ、重力に抗することができず、内臓が下のほうにたまる事態になっていたでしょう。それくらい骨盤底筋は大事な筋肉群なのです。

もう少し詳しく説明しましょう。

図1 骨盤底筋はここにある！

骨盤底筋は、大切な役割を果たしている
腸や膀胱、子宮を支えている！

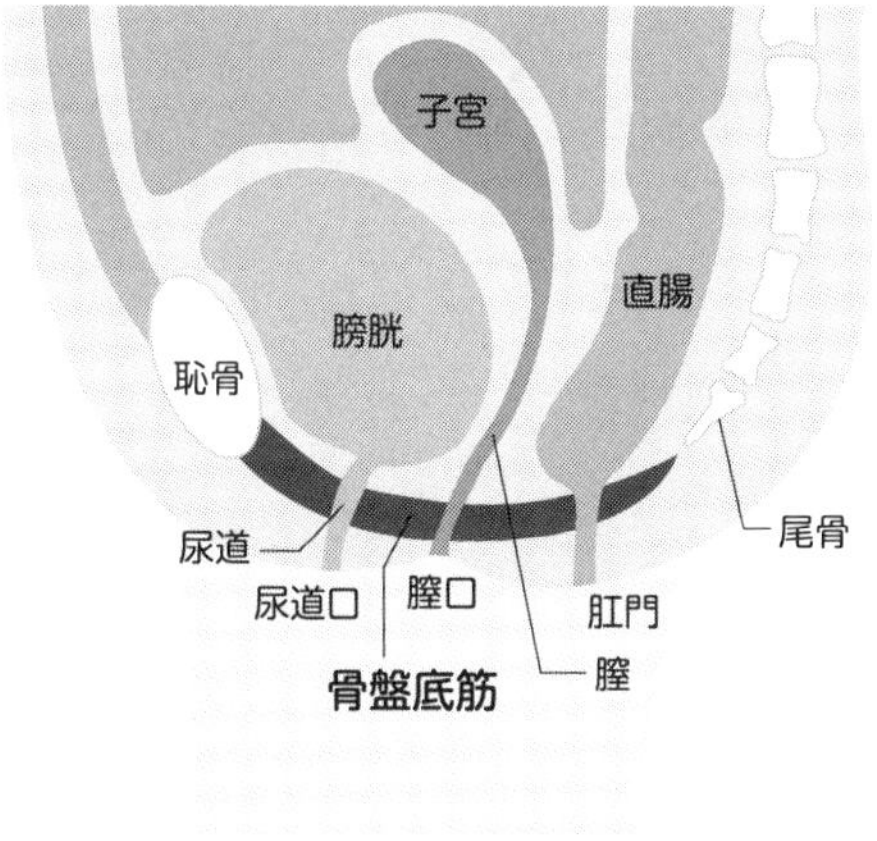

上の図を見てください。

女性の骨盤のなかには、お腹《なか》側から順に、膀胱《ぼうこう》と尿道、子宮と膣、直腸と肛門がうまくおさまっています。

これらの臓器を支えているのが骨盤底筋です。股の上あたりにある恥《ち》骨《こつ》からお尻の下にある尾骨《びこつ》まで、骨盤底筋が前後左右にひっぱられ、ハンモックのように広がっています。

子宮と膀胱は、この骨盤底筋の上にのっかり、支えられています。

一方、管《くだ》のような尿道と膣、直腸は、骨盤底筋を突き抜けるような形で体外の出口（膣口や肛門など）につながっています。
つまり尿道や膣、直腸、肛門は、骨盤底筋によってギュッとしめつけられているのです。**そのため骨盤底筋がゆるむと、尿道や膣、直腸、肛門もゆるんでしまいます**。骨盤底筋がしっかりしまっているからこそ、尿や便はもれずにすんでいるのです。もし、骨盤底筋がゆるゆるになってしまったら、尿も便もダダもれ状態になってしまうのです。

骨盤底筋がどこにあるかを知っている人はまだ少なく、存在も知らない人が大多数ですが、実はどんなに強調してもしすぎることがないほど、非常に重要な役割を担っているのです。

しまりのある女はオーガズムに達しやすい

女性のオーガズムについて報告した文献でもっとも古いと思われるものは、アメリカの性科学者夫妻であるマスターズ＆ジョンソン博士が、１９６６年に発表した『人間の性反応』です。

この報告書により、女性にもオーガズムがあることがわかったのです。それまでは女性にオーガズムがあるとは考えられていませんでした。

この報告書以前は、男性の勃起《ぼっき》障害などの研究が中心で、女性の性行動に関してはほとんど研究されていなかったのです。そういう意味で、この研究報告書は女性にとってセックスのバイブルともいえるでしょう。

その後しばらくして、オーガズムを感じる女性と感じられない女性の比較研究が行われました。その結果、オーガズムを感じられない女性は、恥骨尾骨筋《ちこつびこつきん》（骨盤底筋の一部）の収縮力が明らかに弱いことがわかったのです（1979年・Graber ら）。

実際、骨盤底筋がゆるんでいる人より、しまっている人のほうがセックスのとき感じやすく、オーガズムにも達しやすいことが報告されています（2010年・Lowenstein ら）。

この調査に参加したのは、性機能障害（セックスに支障が出る病気）を訴えて受診した患者176人（平均年齢37歳）で、骨盤底筋の収縮力（骨盤底筋力）が中程度〜強い患者（100人）と弱い患者（76人）を比較しました。

それにより、中程度〜強い患者は、「性機能についての問診票」の設問のうち、性的な高まり、オーガズムのスコアが明らかに高い、すなわち感じやすいことがわかったのです。

「性機能についての問診票」とは、性欲や性的関心の頻度と程度、性的な高まり（性的興奮）の頻度と程度、膣の湿潤《しつじゅん》（濡れること）の頻度、オーガズムの頻度と満足度、性行為の満足度、性交時の痛みの頻度と程度の各設問に、5段階で回答するというものです。この問診票は、いまでも性機能障害のある患者さんなどに世界中で使われています。

こうした調査により、骨盤底筋に適度な収縮力があれば、オーガズムを感じやすいことがわかったのです。

骨盤底筋を鍛えると、セックス感度がさらに上がる

最近も健康な若い女性を対象とした調査が行われ、骨盤底筋がしまっている人

のほうがセックスに対する欲求や性的興奮、オーガズムがより強くなる傾向があることがわかっています（２０１４年・Martinezら）。

この調査は、１カ月に最低１回はセックスをしている、出産経験のない一般女性40人（18～35歳）を対象にしたもので、骨盤底筋力が強いグループと弱いグループに分けて行われました。

ブラジルの研究者によるもので、性機能障害のある患者ではなく、ごく普通の健康的な女性を対象にしたところが画期的といえます。

その結果、骨盤底筋力が強いグループは、弱いグループに比べ、性的欲求、性的興奮、オーガズムのいずれもスコアが高かったのです（性機能についての問診票による）。つまりこれは、性機能がよいことを意味します。

これらの設問の回答から考えられるのは、骨盤底筋力が強いグループの性欲が強いのは、実際にセックスをしたときに大きな快感を得ることができるからでしょう。それで、またセックスしたいと思うようになると考えられます。

骨盤底筋体操を1週間行うだけでも変化あり

やり方は第3章で詳しく説明しますが、実際、骨盤底筋を鍛える体操を1週間行っただけで、性的興奮が明らかに高まったという報告があります（1985年・Messé ら）。

わずか1週間で効果が出たとは驚きですが、きちんとした論文で報告されていますから、骨盤底筋を鍛えることがセックスの感度を高めるのに有効であるのは確かなのです。

これと同様の内容で、骨盤底筋を強化すると、性的欲求、性交中の高まり、オーガズムが改善したという報告もあります（2000年・Shafik）。

また、日本にも、骨盤底筋を鍛えるとセックスの感度がよくなるという研究報告があります（2013年・重田美和ら）。それによると、性交時に痛みのある患者8人に対して骨盤底筋体操を行ってもらったところ、性的意欲、性的興奮、膣の湿潤、オーガズム、満足度、性交時の痛みが明らかに改善したのです。

これは骨盤底筋体操をすることで筋肉の収縮力や血行がよくなり、性交時の痛みが軽減されただけでなく、セックスの快感も増したことを意味しています。

つまり、骨盤底筋を鍛える体操をすれば、筋肉量が増え、膣のしまりがよくなるということです。

また骨盤底筋が鍛えられると、血流がよくなります。血流がよくなれば、膣の粘液も多く分泌されるようになってセックスがスムーズにでき、感じやすくなるのです。

オーガズムがどんなものかよくわからないという女性も、あきらめることはありません。骨盤底筋を鍛えるだけで、セックスの快感を十分に味わうことができるようになるのです。

オーガズムに達するしくみとは?

女性のオーガズムのしくみについては、長い間よくわかっていませんでしたが、最近の研究で詳しいメカニズムがわかりつつあります（２０００年・Shafik）。それによると、オーガズムには肛門挙筋《こうもんきょきん》という筋肉が関係していることがわかりました。これは肛門にくっついている筋肉で、骨盤底筋の一部です。

女性がセックスをすると、この筋肉が収縮して「反射」が起きるのです。反射というのは簡単にいうと、**ピクピクと筋肉が小刻みにけいれんする**ことです。このとき、女性はオーガズムに達しているわけです。

男性の場合、ペニスが刺激されることで射精し、そのときにオーガズムを感じますが、女性のオーガズムには2つの種類があります。

そのひとつが「膣のオーガズム」です。勃起したペニスが膣に挿入されると膣が膨張し、肛門挙筋が収縮します。すると、その刺激で膣内の筋肉がピクピクとけいれんし、オーガズムに達するのです。

そして、もうひとつが「クリトリスのオーガズム」です。クリトリスが刺激されることで肛門挙筋が収縮し、それによってクリトリスや子宮頸部《けいぶ》がピクピクとけいれんし、快感を覚えるようになるのです。

オーガズムというと、膣で感じるものだと思っている人もいるかもしれませんが、クリトリスの刺激で性的な高まりを感じることも、オーガズムといいます。

マスターベーションを行うときにクリトリスを刺激したことのある人ならわかると思いますが、このときに得られる快感がオーガズムです。

一般的には膣のオーガズムより、クリトリスのオーガズムを感じる女性のほうが多いといわれています。

いずれにしても肛門挙筋が収縮することが引き金となって、膣やクリトリス、子宮頸部がピクピクとけいれんするわけです。実際に筋肉がけいれんするので、男性のなかには女性がオーガズムに達したとわかる人もいるようです。

オーガズムを引き起こす肛門挙筋は骨盤底筋の一部ですから、骨盤底筋体操をして筋肉を鍛えれば、膣のオーガズムとクリトリスのオーガズムの両方を感じることも可能です。

つまり、これまで挿入時の膣のオーガズムを感じたことのない人も、骨盤底筋を鍛えることで膣のオーガズムを感じることが容易になるのです。

出産後は特にゆるみやすくなる！

よく出産後は膣がゆるんで感じにくくなるといわれますが、実際のところはどうなのでしょうか。

トルコのCitakらが2010年に発表した論文があるので紹介します。

それによると、やはり出産後、骨盤底筋を鍛える体操を行わないと、セックスのときに感じにくくなるようです。

調査は、出産後4カ月目の女性を対象とし、骨盤底筋体操を行っているグループ（37人）と、骨盤底筋体操を行っていないグループ（38人）に分け、7カ月後に「性機能についての問診票」により行われました。

それによると、骨盤底筋体操を行っていたグループでは、性的意欲、性的興奮、

膣の湿潤、オーガズム、満足度、性交時の痛みのすべてのスコアで明らかな改善がありました。

また、骨盤底筋の収縮力を調べる器具で測定したところ、調査開始時に比べて明らかに数値がアップしていたのです。

一方、骨盤底筋体操を行っていないグループでも、問診票の総スコアはわずかに上昇していましたが、これは出産後の時間的経過による自然な改善と考えられます。

骨盤底筋の収縮力については、調査開始時と比べ、変化はありませんでした。

このように、出産後に骨盤底筋体操をするかどうかによって、骨盤底筋の収縮力は大きく変わってきます。骨盤底筋体操をすることで明らかに膣がしまってくるのです。当然、感じやすくなり、セックスも気持ちのいいものになります。

後述しますが、出産は骨盤底筋をゆるませる大きな原因となります。しかし、出産後に骨盤底筋体操をすれば、骨盤底筋の収縮力を回復させることができるのです。骨盤底筋を鍛えることがいかに大事か、おわかりになったと思います。

「子どもを産んだら感じにくくなった」という事態にならないためにも、いまから骨盤底筋体操を覚えておきましょう。そうすれば出産後も出産前と同様に、セックスを楽しむことができるのです。

男性の早漏にも効果的な骨盤底筋体操

セックスは相手があって初めて成り立つものです。そのパートナーの男性が早《そう》漏《ろう》で、女性がオーガズムを感じる前に射精してしまったら、興ざめしてしまうでしょう。それが原因でセックスレスになることもあるようです。

そんな男性にも、骨盤底筋体操はおすすめです。

実は、射精にも肛門挙筋が大きく関係しています。この筋肉が弱いと、がまんできずに射精してしまうのです。

肛門挙筋は骨盤底筋の一部ですから、男性の場合、肛門をしめるトレーニングをすれば、早漏を改善させることができます。やり方は、女性の骨盤底筋体操と同様で、膣のかわりに肛門をしめるのです。詳しくは第3章を参照してください。


実際に早漏の男性に骨盤底筋体操をしてもらった研究報告があります。

それによると、78人の早漏患者に2~6カ月、骨盤底筋体操をしてもらったところ、**54%の男性の早漏が改善した**のです(2014年・La Pera)。これは早漏に悩む男性にとって朗報といえるでしょう。

もしパートナーが早漏で悩んでいるなら、骨盤底筋体操を教えてあげるといいでしょう。

昔の女性はしまっていた？

現代女性は骨盤底筋を意識することがほとんどなく、患者さんに骨盤底筋の話をしても、「骨盤底筋ってなに？」と不思議そうな顔をされます。

そんな状況ですから、内診をし、「膣をしめてみてください」といっても、膣をしめることはおろか、どこに力を入れていいのか、まったく見当がつかない人が多いです。

ところが、昔の女性は自然と骨盤底筋を鍛え、膣をしめることができていたようなのです。

私も昔の状況についてはよく知らなかったのですが、『オニババ化する女たち』（三砂ちづる著、光文社新書）には、月経血をナプキンなどの生理用品を使わずに処理していた女性たちのことが紹介されています。

現代女性にとって「生理のときはナプキンを下着に当てるもの」というのが常識になっていますが、現在のような生理用品がなかった時代はそうはいきません。

驚くことに、昔の女性たちは生理用ナプキンを使わずに、自分で月経血をコントロールしていたというのです。おそらく、昔の女性は骨盤底筋がゆるんでおらず、月経血を止めることができたのでしょう。

それは着物が普段着だった頃の話です。当時はいまのような下着はつけていませんでした。現在のようなパンツをはいていたのは、医師や教師など、経済的に恵まれた家の娘さんぐらいだったようです。

では、昔の女性は生理のとき、どうしていたのでしょうか?

明治生まれくらいまでの女性は、生理用ナプキンのように外から紙や布などを膣に当てるのではなく、紙や綿花などを丸めたものを膣の入り口あたりに入れていたそうです。そして、トイレに行ったときに、たまった月経血を出していたのです。

「それって、タンポンのことでは？」

そう思うかもしれませんが、使い方が根本的に違います。

現代のタンポンにはひもがついていて、膣の少し奥のほうに入れて月経血を吸収させますが、昔の女性は、紙玉や綿玉を膣の入り口あたりに入れ、ふたのようにして膣から月経血が流れ出ないようにしていたのです。そして、トイレに行ったときに、紙玉や綿玉といっしょに月経血を出していたということです。

つまり、月経血をためているときは、ふたをするように膣を軽くしめ、トイレで月経血を出すときは膣をゆるめていたことになります。現代女性にとって月経血は自然と流れ出るものですが、昔の女性にとってはコントロールできるものだったのです。

実際、明治21年（1888年）の婦人衛生会雑誌の第1号には、次のような記述がみられるそうです。

「膣内に紙の珠《たま》を挿入するのは有害である」

「『スキカヘシ』一名浅草紙というものを挿入するものがあるが、はなはだ有害で、治しがたい子宮病を発することが多い」

著者は、膣内に入れた紙の詰めものを取り忘れたり、紙の一部が膣内に残ってしまったりして子宮頸管炎《けいかんえん》や膣炎《ちつえん》を起こした人が多かったため、産婦人科医が注意を促したのではないかと推測しています。

また、明治〜大正時代の産婦人科医、緒方正清《おがたまさきよ》が書いた『婦人家庭衛生学』（1916年）には、「〝しの び綿〟や〝しのび紙〟といった日本風の月経時のたんぽんは生殖器の興奮性を高めるため、不適切であり、綿や紙の塊《かたまり》を挿入せず、外部より吸収しやすきものを以て丁字帯《ていじたい》を施すがよい」とあるそうです。

つまり、「生理のときに紙玉などを膣に入れると、女性が興奮しやすい（快楽を得てしまう）ため、紙玉を膣に入れたりせず、外側にナプキンのようなものをあてがいなさい」といっているのです。

こうした指摘があったためか、大正後期〜昭和初期の世代からは、紙を綿で包んだものをナプキン代わりにし、「丁字帯」と呼ばれる越中ふんどしの女性版のようなもので固定するようになっています。その後は、「生理帯」と呼ばれるゴムテープで脱脂綿を固定するパンツが登場したようです。

現代女性に月経血をコントロールする技術が伝授されていないのは、こうした経緯があったからなのでしょう。

それでも、女性たちのなかには月経血をコントロールしている人たちがいます。

次項では、そうした女性たちを紹介します。

現代にもいる「しまっている」女たち

昔の女性が生理のとき、月経血を膣内にためることができたのは、それだけ骨盤底筋にしまりがあったということでしょう。

そうでなければ、綿玉を膣の入り口で止めることはできないし、ましてや膣内に月経血をためておくことなどできません。膣がゆるんでいたら、月経血がだらだらと流れてしまいます。

「昔の女性だからできたことではないか」と思うかもしれませんが、現代にも月経血をコントロールできる女性がいるといいます。

前項でも紹介した『オニババ化する女たち』の著者が取材した60代後半の京都の芸妓さんは、着物姿が美しく見えるように下着はつけず、腰巻きだけつけていたそうです。

腰巻きというのは、腰に巻く布のことで、パンツのようにはくものではありませんでした。

そして、生理のときは「生《き》ずきの紙」という上質な和紙を丸めて、膣に詰めていました。

入れる場所は、膣の入り口から2センチくらい奥の、「なにか入れている」という感覚があるところで止めていたそうです。そして、1～2時間ごとにトイレに行き、腹圧をかけて紙玉をプッと出し、いっしょに月経血を出していたのです。

それにしても、紙玉が落ちたりしないのだろうかと心配になります。それについては、歩き方に工夫があるようです。落とさないように、意識しながら歩くのです。

著者は、日本舞踊の歩き方にヒントがあると指摘しています。股を引き上げるようにしながら下半身を安定させ、すり足のように歩くというものです。そうすると、自然と骨盤底筋をしめるような姿勢になるのでしょう。

昔の女性が着物で生活していたことを考えると、そうしたふだんの姿勢や歩き方が、意識しなくても骨盤底筋をしめることにつながっていたのだと思います。

それでも昔は、道端に赤い紙玉が落ちていたことがあったそうです。当時、子どもだった女性が記憶していたことですが、おそらく生理中の女性が落としたものだったのでしょう。いくら現代女性より骨盤底筋がしまっていたといっても、詰めた紙玉が落ちることもあったのだと思います。


著者によると、もっと若い世代でも、月経血をコントロールしている女性がいるといいます。

ある30代後半の女性は「生理中はかなり意識して、下腹部に神経を集中してしめていますが、3時間おきにトイレに行けば失敗することはありません。念のため、ナプキンを朝昼夕と寝る前の数回だけつけていますが、ほとんど替える必要はないですね」と語っています。この女性はだれに習うでもなく、自然とこうした方法を身につけたようです。

また、50代の女性は「高校生の頃、月経血が多く、とてもつらかったので、自分でなんとかしようと思いました。スポーツが好きで、ヨガを始めたのですが、そのとき、呼吸法や骨盤底筋の調節のしかたを覚え、自然と月経血をコントロールできるようになりました」といいます。

このように現代女性でも意識すれば、膣をしめたり、ゆるめたりすることができ、月経血もコントロールすることが可能だということです。

昔の女性のセックスがどのようなものだったのかは想像するしかありませんが、骨盤底筋がしまっていた分、現代女性よりオーガズムを感じることができたのではないかと思われます。

セックスに満足している女性は いくつになっても美しい

私の知り合いの60代の女性は、とても若々しく、40代後半か50代前半にしか見えません。どうしてだろうと不思議に思っていたのですが、最近理由がわかりました。

彼女は数年前に夫と死別したのですが、その後、サークル活動で同じ60代の男性と知り合ったのです。まさにラブラブ状態で、セックスライフも充実しているようです。

ともすると、セックスは若い人だけのもののように思われがちですが、そんなことはありません。

江戸時代の町奉行として有名な大岡越前守《おおおかえちぜんのかみ》が母親に「女にはいつまで性欲があるのでしょうか」とたずねたところ、母親はただ黙って火鉢のなかの灰をかきまぜたという逸話があります。つまり、灰になるまで性欲はあると示したのです。

この話が本当かどうかは定かではありませんが、確かに年を取っても性欲はあるようです。

少し古い調査になりますが、1973年と1985年の2回、保健師の大工原《だいくはら》秀子《ひでこ》氏が「老人の性の実態調査」を行っています。対象となったのは、約200名の60歳以上の老人クラブの会員で、性的欲求と性行為の有無についてたずねました。

それによると、「性的欲求がまったくない」と答えた男性は、73年には11％でしたが、85年には9％に減っています。

また、「性行為がある」と答えた男性は、73年には77％だったものが85年には96％に増えています。

一方、女性で「性的欲求がまったくない」と答えた割合は、73年には66％だったのが85年には41％に減っています。

また、「性行為がある」と答えた割合は、73年には46％だったのが85年には92％に上昇しています。なんと12年で「性行為がある」と答えた人の割合が2倍になっているのです。

これは女性の社会的地位が高まってきたことや、男女ともに平均寿命が長くなったことなどが背景にあるのでしょう。

最近は60歳を過ぎても元気な女性が増えています。とくに、セックスレスにならずに年を取った女性は違います。いつまでも若々しいし、顔色もよく、肌にツヤがあります。

セックスライフが充実していると、いくつになっても、いきいきとして見えるのだと思います。

女性の性欲はいつまで続く？

前述したように、大岡越前守の母親は「女は死ぬまで性欲がある」と暗に示したといわれますが、それでも年齢的な性欲のピークはあります。

それはエストロゲンという女性ホルモンの分泌量に関係しています。

エストロゲンは8～10歳くらいに卵巣から分泌され始め、卵巣が成熟すると初潮を迎えます。

その後、エストロゲンの分泌量はどんどん増えていきますが、それと同時にカラダも女性らしくなり、性欲も生じてくるのです。

そして、エストロゲンの分泌量のピークを迎えるのが20代後半から30代前半といわれています。

実際、女性ホルモンと性欲には関係があるようです。70代の患者さんに治療の一環として女性ホルモンを投与したところ、「この薬を飲むと性欲が出てきて困る」といわれたこともあります。

また、閉経すると老人性の膣炎になりやすいのですが、女性ホルモンを投与すると症状がよくなります。そのうえ、膣も潤いやすくなるので、セックスにも効果があるのです。

さらに、女性の性欲には男性ホルモンも影響しています。男性ホルモンのひとつであるテストステロンは女性にも分泌され、性欲や性衝動を起こす作用があるとされています。

女性の場合、このテストステロンの分泌量は20代にピークを迎えますが、40代を過ぎてもある程度の分泌は続くといわれます。

つまり、エストロゲンとテストステロンの影響を考えると、女性の性欲の高まりは20代から40代まで続くと考えられるのです。

この期間を長いと考えるか、短いと考えるかは人それぞれですが、明らかなことは、女性にもれっきとした性欲があるということです。

これは生物としての生理的・本能的な欲求といえます。

せっかく人間に授けられた本能なのですから、積極的に楽しむ方向に持っていきたいものです。

20代から40代にかけて、女性は精神的にも肉体的にも成熟し、美しさも増してきます。

性欲はあって当たり前なのですから、大いに楽しんで欲しいと思います。

第2章

骨盤底筋体操で
人生がガラリと変わった
女たち

セックスを楽しめないのには理由がある

私は女性泌尿器科の医師として、膀胱炎《ぼうこうえん》や頻尿《ひんにょう》、尿失禁などに悩む女性たちを数多く診察していますが、ひとつ、残念なことがあります。それは「性機能障害」も治療の対象になっているのに、そのことを知らない人たちがいるということです。

性機能障害とは読んで字の如《ごと》し、セックスに支障が生じる病気のことをいいます。具体的には、性欲が低下する「性的欲求障害」、心理的にも肉体的にも性的な反応がみられない「性的興奮障害」、オーガズムを感じない「オーガズム障害」、性交時に痛みを生じる「性交疼痛《とうつう》障害（性交時の痛み）」があります。

私が女性専門の泌尿器科で働くようになったのは、こうしたセックスに絡んだ

悩みを解決したいという思いもあったからです。

欧米では性機能障害が治療の対象として認知され、多くの女性が受診しているにもかかわらず、日本では病気と思われず、個人的な問題ととらえられがちです。これは日本人女性の性に対する意識の低さを反映したものともいえるでしょう。実はこれが、日本人女性がセックスを楽しめない大きな理由のひとつなのです。本来、セックスは愛情を深めるためのもので、お互いが気持ちよく楽しむものです。それがなんらかの原因で楽しめないとしたら、人生の大きな損失ともいえます。

私の外来には、セックスの悩みで受診する女性たちが数多くいます。悩みの内容にもよりますが、骨盤底筋体操は治療の中心のひとつです。骨盤底筋体操を行うことで悩みが解決するだけでなく、セックスの感度もよくなるのです。

次項からはそうした女性たちの事例を紹介していきたいと思います。

ダイエットでやせすぎると、セックスの感度が悪くなる

Iさんはまだ20代前半の女性ですが、「彼氏とのセックスがおっくうになってしまって、楽しめないんです」と受診の動機を語ってくれました。

私はIさんをひとめ見て、原因に思い当たりました。彼女は1年ほど前から過激なダイエットに取り組んでガリガリにやせていたのです。

ダイエットも健康的にやせるなら問題ありませんが、筋肉が減ってしまっては健康を害してしまいます。

見た目の筋肉が少なくなっているということは、骨盤底筋も薄くなっているはずです。そのせいでセックスの感度が悪くなっているのでしょう。

やせる前は普通にセックスを楽しんでいたということなので、骨盤底筋の量が減ったことで、筋肉反応であるオーガズムに達しにくくなったと思われます。と同時に、筋肉が減ったことで血流も悪くなり、膣の湿潤も減って感じにくくなっている可能性も高いでしょう。

そこで、「まずは骨盤底筋体操をやってみましょう。骨盤底筋を鍛えれば、セックスもよくなりますよ」と話しました。

また、やせすぎているので、三度の食事をきちんととるようにとも指導しました。話を聞くと、野菜サラダ中心で、ごはんも肉もほとんど食べていないということでした。これでは筋肉をつくるタンパク質が足りず、筋肉がやせ衰え、骨盤底筋もゆるんでしまいます。

Ｉさんはまだ若いので、骨盤底筋に柔軟性があり、初めての指導で骨盤底筋をゆるめたり、しめたりがすぐにできました。それを毎日続けるように指導したところ、２カ月目で効果が表れてきたのです。

しかも、「やせる前よりセックスが気持ちよくなった」といいます。「いままで感じたことのない快感も得られるようになった」ということなので、オーガズムも感じられるようになったのだと思います。

おそらく骨盤底筋体操をして筋肉がつき、血流がよくなったことで膣が濡れやすくなったのでしょう。それとともに、セックスの感度もよくなったのだと思います。

若い女性は極端なダイエットに走りがちですが、ガリガリにやせてしまったら、セックスアピールなどできないと思います。そもそもセックスを楽しめなくなったら、恋愛の楽しみが半減してしまいます。

くれぐれも極端なダイエットには走らないようにしましょう。

「オーガズム障害」という病

結婚して2年になるO子さんの悩みは、セックスをしてもあまり快感を覚えることがなく、オーガズムもどういったものかわからないというものでした。

O子さんは恋愛結婚で、夫との関係も良好です。結婚してセックスの回数が増えれば、自然とオーガズムを得ることができるようになると思っていたそうです。

ところが、セックスの回数が増えても、快感を覚えたことはほとんどないといいます。友人とセックスの話をするわけにもいかず、「こんなものなのか」とあきらめていたのです。

ある日、週刊誌のセックスに関する記事で性機能障害という病気があると知り、ずいぶん悩んだそうですが、勇気を奮い起こして受診したということです。

O子さんの場合、性交時の痛みはありませんが、気持ちよさがまったくないといいます。これはオーガズム障害といわれるものです。治療ではIさんの場合と同じように、骨盤底筋体操を行ってもらいました。

O子さんに骨盤底筋をしめるように指示したところ、最初はどこをしめるのかわからない様子でしたが、しばらくすると骨盤底筋の位置としめ方のコツがわかってきたようでした。

体操の指導から3カ月後のことです。O子さんが笑顔で診察室に入ってきました。セックスの気持ちよさがだいぶわかってきたといいます。「もしかすると、あれがオーガズムかな」と思える感覚も味わったようです。

O子さんの変化に夫も気づいたのか、セックスの回数も増えたとのこと。「セックスが楽しみになってきた」というO子さんに、私もうれしくなりました。

このように骨盤底筋体操は、オーガズム障害にも効果があります。

これは体操によって骨盤底筋が鍛えられて厚くなるので、筋肉反射であるオーガズムに達しやすくなり、また血流が増して感じやすくなったことを意味します。

パートナーとのセックスをあまり楽しめないという人のなかには、オーガズム障害の人が多くいます。気持ちがよくなければ、セックスと縁遠くなってもしかたがありません。

そのままにしていると、そのうちセックスレスになってしまいますから、骨盤底筋体操を習慣にすることを強くおすすめします。

セックスのときの痛みにも効く骨盤底筋体操

性機能障害のなかでも、女性の性交疼痛障害（性交時の痛み）の割合は多く、受診の動機になりやすい病気といえます。

K子さんもそんな一人でした。婚約者のいるK子さんの悩みは、性交時に痛みがあることだったのです。

「がまんできないほどの痛みではありませんが、結婚後のことを考えると憂うつになります。なんとかならないでしょうか」といいます。

そういうK子さんの顔色は冴えません。それはそうです。セックスは本来、気持ちのいいものなのです。痛みがあっては楽しむどころか、セックスがイヤになってしまいます。

そこで、K子さんには骨盤底筋体操をやってもらうことにしました。この体操は性交疼痛障害にも効果があるのです。

一般的に性交疼痛障害は、更年期以降、女性ホルモンが減った中高年に多く見られますが、比較的若い人での**性交時の痛みは、骨盤底筋が過度に緊張し、膣をきつくしめすぎることで起こることがあります。**

初めてK子さんの診察をしたとき、膣はかたく、筋肉がガチガチにしまりすぎた状態で、ゆるめることができませんでした。

そこでK子さんには骨盤底筋体操のやり方を覚えてもらい、骨盤底筋をゆるめたり、しめたりするトレーニングを行ってもらいました。とくに、骨盤底筋をしめた後、ゆるめることに意識を集中するよう指導しました。こうして骨盤底筋の緊張をやわらげるのです。

また、K子さんの婚約者にも状態を説明し、セックス時に潤滑《じゅんかつ》ゼリーを使うことや、前戯を長くして膣が十分に潤うように協力をお願いしました。

こうして3カ月ほど経《た》った頃、ようやく効果が表れてきました。以前に比べて性交時の痛みが軽減したのです。それだけでもセックスに対する恐怖心が薄れ、骨盤底筋が過度に緊張することが少なくなります。


K子さんは骨盤底筋体操をやり続けることで、膣の過度な緊張がゆるみ、リラックスしてセックスに臨むことができるようになりました。セックスの気持ちよさもわかってきたようです。

婚約者も協力的だったので、彼女も積極的に治療に励むことができたのだと思います。これで結婚生活もうまくいくでしょう。

骨盤底筋体操はむずかしい体操ではありませんから、同じような症状がある人はぜひ試してほしいと思います。

骨盤底筋を鍛えると、性交時の痛みがなくなる！

Ｐ子さんはまだ20代前半の女性です。彼氏ができ、初めての夜を迎えたのですが、あまりの痛さにがまんできず、初体験はかないませんでした。

私のところには彼といっしょに来院し、症状を話してくれました。

「初体験は痛いものだと聞いていたのですが、あまりの痛さにもうびっくりしてしまって……」と、Ｐ子さんはいいます。彼も「これは尋常ではない」と、受診をすすめたそうです。

Ｐ子さんを内診したところ、処女膜が厚くなる処女膜強靭症《きょうじんしょう》という状態でした。これでは指1本を入れるのにも痛みがひどく、とてもペニスを挿入することはできないでしょう。

そこで、肥厚した処女膜を手術で取り除くことにしました。その結果、指を膣内に挿入することはできるようになりましたが、それでも痛みを訴えたため、骨盤底筋の過度の緊張をとるために、骨盤底筋体操を覚えてもらうことにしました。骨盤底筋体操では、とくにしめた後、ゆるめることに重点を置いて、骨盤底筋をゆるめる感覚を身につけてもらいました。

また、同時に痛みを感じにくくする内服治療も行ったところ、4カ月後には問題なくセックスができるようになったのです。

性機能障害で受診された患者さんには、性機能についての問診票に回答してもらっているのですが、P子さんの回答を見ると、受診当時に比べて、性的興奮や膣の湿潤、セックスの満足度がいずれも高くなっていました。

やはり骨盤底筋を鍛えることが、セックスをより気持ちのいいものにすることにつながるのだと思います。

50代の女性も骨盤底筋体操でセックス感度が劇的に変化！

Dさんは2人のお子さんを持つ50代前半の女性です。

Dさんの悩みは、セックスのときに痛みと出血があることでした。いままでは普通にセックスができていたのですが、年齢を重ねるとともに膣が萎縮《いしゅく》して、かたくなってきたようです。

とくに、女性は閉経すると女性ホルモンの分泌がガクンと減るため、膣の粘膜が薄くなり、血流が少なくなって弾力性も低下していきます。すると、膣からの分泌物も減ってくるため、セックスのときに十分に潤わず、痛みが出たり、出血したりするのです。

Dさんの場合、骨盤底筋をしめるようにお願いしても、あまりしめることができませんでした。明らかに骨盤底筋がゆるんでいたのです。そこで、骨盤底筋のしなやかさを取り戻すために、骨盤底筋体操をやってもらいました。

最初は骨盤底筋をうまくしめることができなかったのですが、何度か繰り返すことでコツを覚えてもらいました。

また、膣の湿潤も不十分であることから、セックスのときは前戯を長くして潤いやすくすると同時に、潤滑ゼリーを使うことをすすめました。

Dさんは夫との関係もよく、現状を説明して理解を得ることができました。

その結果、受診から3カ月後には夫とのセックスも苦痛なく行えるようになったのです。

「セックスは気持ちよくできていますか?」と聞くと、「若い頃のように感じやすくなった気がします。いまでは骨盤底筋体操をやることが日課になっています」と答えてくれました。

人は年齢を重ねると、見た目だけでなく、カラダのなかも年を取ります。Dさんのように、骨盤底筋も老化してゆるんでくるのです。しかし、骨盤底筋体操をしていれば、そうした老化を防ぐこともできるのです。

出産後、夫に〝ゆるさ〟を指摘された女性

C子さんは結婚して5年。2人のお子さんを持つ30代の専業主婦の女性です。最初のお子さんが生まれた後、膣がゆるんだような気がしていましたが、2人目のお子さんを産んだ後は、はっきりと自覚するようになったそうです。

夫からも「以前と比べると、感触が少し違うかも」といわれたため、思い切っ

て受診したのです。

詳しく話を聞くと、2人のお子さんとも3500グラムを超える大きな赤ちゃんだったため、生まれるまでかなり時間がかかったそうです。おそらく分娩のとき、骨盤底筋が引き伸ばされ、膣がゆるんでしまったのでしょう。

初診のとき、「膣をしめてください」と指示しても、まったくしめることができず、膣口が開いている状態でした。これではパートナーに「感触が違う」といわれてもしかたがありません。

本人もひどく気にしていて、「なんとか、以前の状態に戻したい」と強く訴えます。

そこで、骨盤底筋を鍛えることを治療の中心にし、骨盤底筋体操を覚えてもらいました。それから1カ月。来院したC子さんは「自分で膣がしまったような感じはしない」といいますが、夫からは「少ししまってきたような気がする」といわれたそうです。

内診すると、以前よりは骨盤底筋が収縮するようになりましたが、長くしめ続けることはできませんでした。まだ、ゆるみがあるので、引き続き、骨盤底筋体操をしてもらうことにしました。

最初の受診から3カ月後、C子さんの表情が晴れやかな笑顔に変わっていました。

「はっきりと膣がしまってきたのがわかるんです」とC子さん。内診すると、確かに骨盤底筋がしまっています。長くしめ続けることもできるようになり、出産前の状態に近づいたようでした。

夫からも「以前の状態に近くなった気がする」といわれ、セックスも気持ちよく楽しめるようになったそうです。

最近では、産婦人科でも出産後に骨盤底筋体操を指導するところが増えてきていますが、C子さんがお子さんを産んだ産院では、そういった指導はなく、骨盤底筋体操のこともまったく知らなかったそうです。

「骨盤底筋体操のことを知っていれば、最初の子を産んだときにもトレーニングできていたのに……」と悔やむC子さんですが、ゆるゆる状態だった骨盤底筋がもとの状態に近づいたのですから、本当によかったと思います。

骨盤底筋がしまってくれれば、セックスの感度もよくなります。

産後のセックスが以前ほど気持ちよくないという人は、骨盤底筋がゆるんでいる可能性があります。そのまま放置するのではなく、ぜひとも骨盤底筋体操を試してほしいと思います。

第3章

〝しまり〟のいいカラダはたった5分の魔法体操でつくられる！

意識して膣をしめたことはありますか？

この章では、あなたのセックスライフをより豊かなものにする、魔法のような骨盤底筋体操のやり方を紹介します。コツさえ覚えれば、だれでもできる簡単な体操です。

まずは、カラダをリラックスさせましょう。どんなポーズでもかまいません。立ったままでも、座った姿勢でも、寝転んだ姿勢でも大丈夫です。この本を読んでいる姿勢のまま、カラダを楽にしてみましょう。初めてで、よくわからないという人は、あおむけになり、両ひざを立ててやってみてください。

まず、カラダの力を抜き、大きく深呼吸します。カラダが緊張していると、骨盤底筋も緊張し、うまく筋肉を動かすことができません。まずはお腹、お尻、太ももをリラックスさせます。

それから、左右の手のひらを下腹に当ててみましょう。お腹に力が入っていないことを確かめます。

それでは、さっそく膣をしめてみてください。膣がしまれば、骨盤底筋がしまっていることになります。その際、**下腹に力が入らないよう注意しましょう。下腹を凹《へこ》ましてもいけません。**呼吸も止めないでください。

いかがですか? 膣をうまくしめることができましたか?

しめるというより、引き込むといったほうがいいかもしれません。内側にひっぱるような感覚です。

もしわからない人がいたら、トイレに行ったとき、排尿中に一瞬、尿を止めてみてください。そのとき、膣がしまると同時に、骨盤底筋もしまっています。その感覚を覚えて骨盤底筋体操をやってみましょう。

ただし、ひんぱんに尿を止めるのはカラダにあまりいいことではないので、何度も繰り返したりはしないようにしてくださいね。

さて、カラダをリラックスさせて骨盤底筋をしめることができましたか？

もし、まだ骨盤底筋をしめる感覚がわからないという人は、次に紹介するやり方で膣をしめるコツを覚えましょう。

自分の〝しまり具合〟を知ることは女のたしなみ

「膣をしめるってどういうこと？」と頭をひねっているあなたには、次の方法で確かめてみることをおすすめします。

1. お風呂に入ってカラダを洗い、湯に浸かります。
2. 深呼吸してリラックスしたら、両ひざを立てて、股を少し開きます。
3. 人差し指を膣のなかに入れ、その状態で膣をしめてみましょう。
4. 入れた指がキュッとしめつけられ、吸い込まれるような感覚があればOK！

このとき、お腹に力を入れないようにします。なかには、ウンチをするようにいきむ人がいますが、これでは逆効果になってしまいます。骨盤底筋に腹圧がかかって、かえって骨盤底筋を痛めてしまいます。

普通に呼吸をしながら、膣をしめるようにしましょう。

また、骨盤底筋体操を始める前に、この方法で自分の〝しまり具合〟を知っておくといいでしょう。

体操を1カ月、2カ月、3カ月と続けるうちに、しまりがよくなってくるはずですから、その変化がわかると、張り合いも出てくるというものです。

もちろん、「触ったことないし、なんかコワイ……」という方も多いでしょう。ですが、一度試すと、「なんだ、こんなものか」と慣れる方が大半ですから、勇気を出して試してほしいと思います。

膣がしめられないなら肛門をしめよう

骨盤底筋を鍛えるには、膣をしめる必要がありますが、なかには膣をしめるコツがどうしてもつかめないという人がいます。ふだん意識することのない筋肉ですから、できなくてもしかたがありません。

そういう人には別の方法でやってもらいます。それは肛門をしめる動作です。

実は、骨盤底筋を下から見てみると、筋肉の一部が尿道と膣の周りをひとまわり、肛門の周りをひとまわりしており、それが8の字でつながっています。つまり尿道と膣、肛門を取り巻く筋肉は連動しているのです。

それは何を意味するかというと、**肛門をキュッとしめると、同時に尿道もしまり、膣もしまる**ということです。1カ所をしめれば、同時に3カ所がしまるしくみになっているのです。

膣をしめることはできなくても、肛門をしめることはだれでもできます（おならをがまんする感覚ですね）。肛門をしめることで骨盤底筋を鍛えるのです。

私の患者さんのなかには、肛門だけをしめたり、膣だけをしめたりできるという女性がいますが、ここまでできれば達人の域に達しているといえるでしょう。無理に肛門と膣を分けて考える必要はありません。膣をしめる感覚がよくわからないなら、肛門をしめるようにすればいいのです。もちろん、両方をしめても問題ありません。ポイントは、下腹に力を入れないで行うことです。

一日5分でできる骨盤底筋体操にトライ！

膣や肛門をしめる感覚がわかったら、さっそく、骨盤底筋体操をやってみましょう。

ポーズは立ったままでも、座った状態でも、あおむけになった状態でもＯＫです。やりやすい体勢でやってみましょう。

①リズミカルに行う骨盤底筋体操

骨盤底筋体操には2種類あります(79頁の図2参照)。ひとつはリズミカルに行う方法で、もうひとつはゆっくり長めに行う方法です。まず、リズミカルに行う方法をやってみましょう。

1. 深呼吸を数回行い、カラダをリラックスさせます。
2. 次に、膣をキュッとしめます(肛門がいっしょにしまってもOK!)。このとき、お腹、お尻、太ももに力を入れがちですが、これらには力が入らないように注意します。それから膣をゆるめます。しめることも、ゆるめることも重要ですから、しっかりゆるめましょう。
3. この「しめる、ゆるめる」動作をイチ、二、イチ、二、とリズミカルに5回繰り返します。このとき、息を止めないようにします。

息を止めるとお腹に力が入ってしまいます。ゆっくりでいいので、息を止めずに行うようにしましょう。自分のペースがつかめると、うまくできるようになります。

◆②ゆっくり行う骨盤底筋体操

リズミカルに行う骨盤底筋体操が終わったら、今度はゆっくり長く行います。

1. カラダの力を抜いたまま、5秒間、膣をしめ続けます（肛門がいっしょにしまってもOK！）。頭のなかで「イチ、ニ、サン、シ、ゴ」と数えるといいでしょう。このときもお腹やほかの部位に力が入らないよう注意します。息は止めずに、普通に呼吸を続けます。
2. 5秒たったら、膣をゆるめ、そのままの状態で10秒間、休みます。

図2 骨盤底筋体操のやり方

**まずは深呼吸をして
リラックスしましょう！**

①リズミカルに行う骨盤底筋体操 ： **5回**

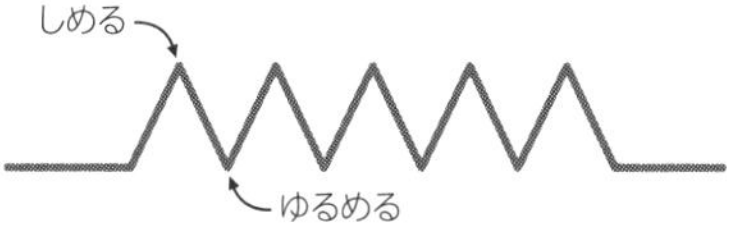

②ゆっくり行う骨盤底筋体操 ： **5秒を5回**

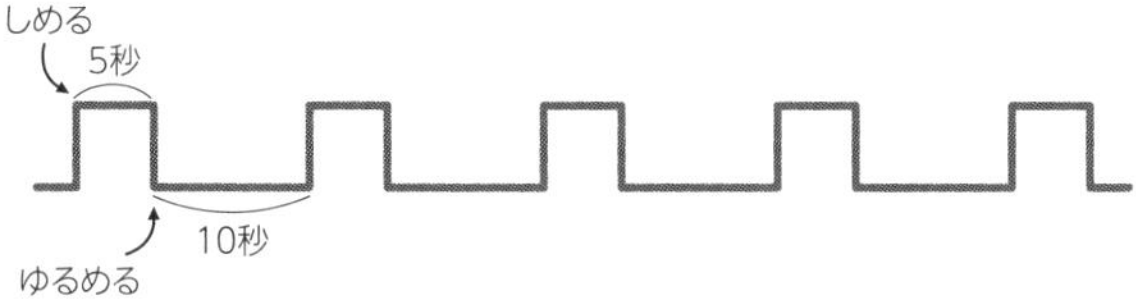

**①と②の体操で1セット。
一日に5セット（約5分）を目安にやってみよう！**

3．この「5秒間しめる、10秒間ゆるめる」動作を5回、繰り返します。

「リズミカルに行う体操」と「ゆっくり行う体操」を1セットとし、一日に5セットを目安に行います。

ただし筋力の弱い人は、続けてやると骨盤底筋が疲れてしまい、かえって効果が出にくくなるので、時間を空けて行うようにしましょう。

大切なことなので繰り返しますが、骨盤底筋体操のコツは、お腹やお尻、太ももなど、骨盤底筋以外に力を入れないこと、そして、しめる動作と同時に、ゆるめる動作もしっかり行うことです。

また、息を止めるとお腹に力が入ってしまうので、呼吸は自然に行います。

骨盤底筋をゆるめることができて初めて、しめる動作が意味を持ちます。ゆるんでいなければ、しめることもできません。焦らず、確実に「しめる、ゆるめる」動作を行いましょう。

骨盤底筋体操は、他のエクササイズのように「いまからやるぞ」と準備する必要はありません。場所を選ばず、思い立ったときにやることができます。

そのときの姿勢はどんなものでもかまいません。**立ったままでも、椅子に座ったままでも、寝転んでいる状態でもいい**のです。

あるいは、そのときどきのシーンに合わせて、ポーズを変えてやってもいいでしょう。

たとえば、朝起きたときにベッドで寝たままの状態でやったり、トイレに行ったときに便座に座った姿勢でやってもいいと思います。

いつでもどこでも人目を気にせずできるのが、骨盤底筋体操のいいところなのです。

骨盤底筋体操を長続きさせる方法

骨盤底筋体操を長続きさせるコツは、朝起きたら顔を洗うように習慣にしてしまうことです。自分の一日の行動のなかに骨盤底筋体操を組み込んでしまえば、無意識のうちに実践できるようになります。

そうなるまでは、意識して骨盤底筋体操を行うことが大切です。どうすれば習慣化できるようになるか、それぞれのポーズごとに具体例を挙げますので、参考にしてみてください。

立っているとき

通勤電車でつり革につかまっているときや、台所で水仕事をしているとき、歯を磨いているときなどに骨盤底筋体操をやってみましょう。

通勤電車で立っているときにやれば、毎日の習慣にもなり、出勤時と帰宅時の一日2回、必ず行うことができます。

台所で水仕事をしているときも、流しの前に立ったら骨盤底筋体操をするように習慣づければ、朝食後と夕食後の一日2回は行うことができます。専業主婦の人は、これに昼食後を加えれば、一日に3回は行えます。

また歯磨きのときにやるようにすれば、朝と夜を合わせて一日に2回は行うことができます。

座っているとき

仕事中、椅子に座っているときや、電車やバスの座席に座っているとき、トイレに行ったときなどに骨盤底筋体操をやってみましょう。

たとえば、10時、15時と時間を決めてもいいですし、朝、出勤して椅子に座ったときや昼食後に席に戻ったときなど、シーンに応じて骨盤底筋体操をする習慣を身につけるのもいいと思います。

トイレに行ったときに骨盤底筋体操をするというのも、習慣化しやすいと思います。これなら一日に3〜5回は骨盤底筋体操ができるはずです。

寝ているとき

朝起きたときや夜ベッドに入ったとき、横になってテレビを見ているときなど、シーンに応じて骨盤底筋体操を行います。

そのほか、お風呂から上がったとき、寝る前のエクササイズや、ストレッチの最後に加えるなど、自分で骨盤底筋体操をやるタイミングを決めて、習慣にしましょう。

まずは2カ月、骨盤底筋体操を続けよう

筋肉をつけたいと思って筋トレをしても、すぐに筋肉はつきません。しばらく続けることで少しずつ筋肉がついてきます。

同じように骨盤底筋を鍛える場合も、効果が表れるまで早い人で1カ月、普通は2～3カ月はかかります。まずは2カ月続けてみてください。2カ月続けば、もう習慣になっているはずです。

骨盤底筋体操をやめてしまうと、せっかく鍛えられた骨盤底筋が元に戻ってしまいます。完全に習慣にすることが大切です。そうすれば、いくつになってもセックスの感度を高いまま維持することができるはずです。

一般的に骨盤底筋体操は、尿失禁の治療法として知られていますが、生理用品などのメーカー、ユニ・チャームが尿もれの自覚症状のある40代女性を対象に行った調査によると、2カ月以上、骨盤底筋体操を行った人の約7割が「尿失禁の改善に効果がある」と回答しています。1カ月未満だと、約3割の人しか効果を感じることができませんでした。

この結果から、個人差があるとはいえ、骨盤底筋を鍛えるためには、少なくとも2カ月間は体操を続けることが必要だということがわかります。

筋肉がつきやすい体質の方は、もっと早くから効果を感じられるでしょう。

また、一日に骨盤底筋体操を何回やったかという質問に対しては、「一日2〜3回以上」という人、「一日1回」という人がともに約3割という結果になっています。「一日1回」でもやらないよりはいいのですが、やはり確かな効果を得るためには、一日5回を目安に骨盤底筋体操を行うことが大切です。

その成果はパートナーとのセックスのとき、はっきりと表れるはずです。

第4章

なぜ日本人はセックスレスになりがちなのか

日本人のセックス満足度は世界最低！

一般的に日本人は、セックスに対して淡泊だというイメージがあります。実際はどうなのかと思い、調べてみました。すると、まさにそれを裏づけるような調査報告があったのです。

それは世界最大の避妊具メーカーのデュレックス社が2005年に行った「性機能に関する世界的な大規模調査」で、41カ国、31万7000人（40〜80歳）を対象に行われています。

それによると、「過去1年間にセックスをした」女性の割合は65％でした。

また調査対象の全女性のうち、39％が少なくともひとつ、性機能障害を持っていました。とくに性的欲求障害（26〜43％）、オーガズム障害（18〜41％）が高

図3 日本人のセックス頻度と満足度は最下位！

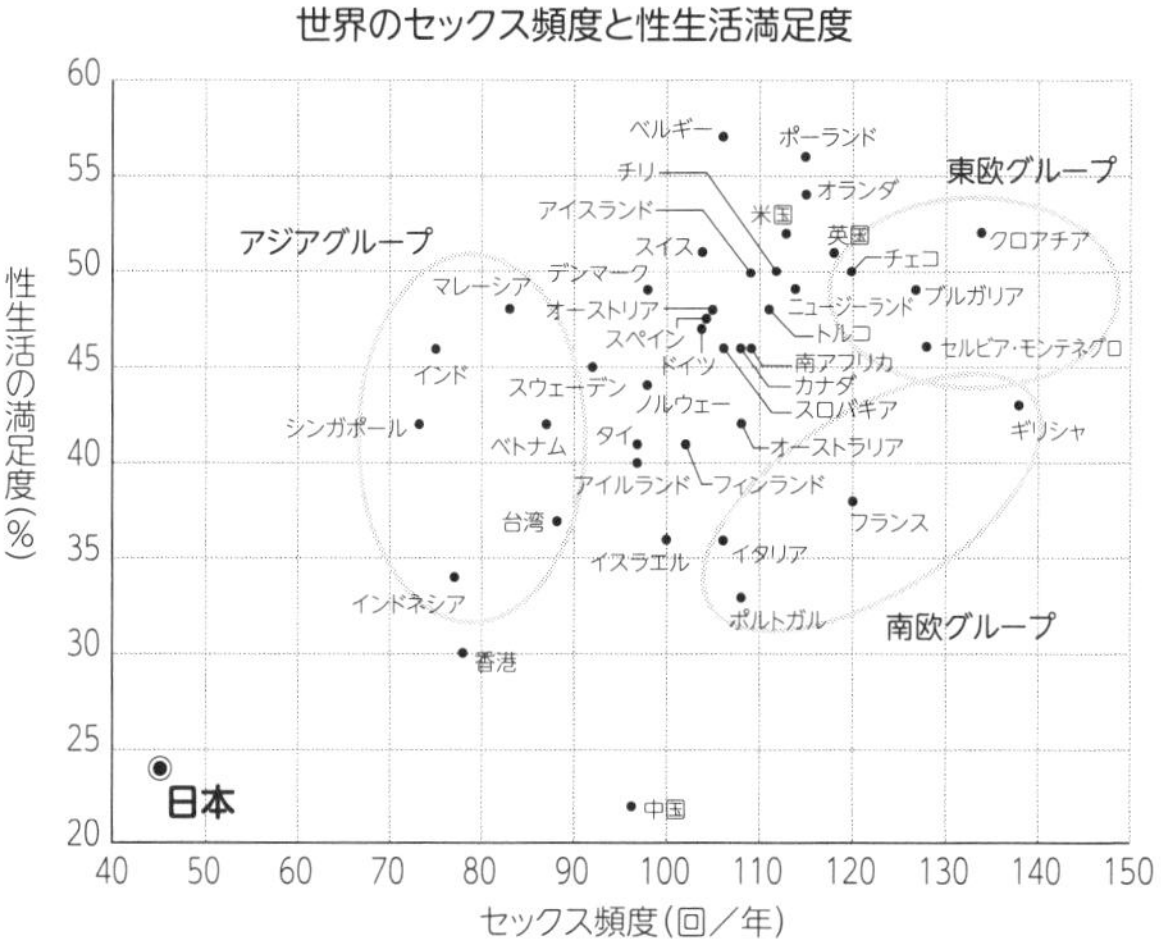

イギリスのデュレックス社による調査

い罹《り》患《かん》率を示し、アジア地域における罹患率は、その他の地域の約2倍という高さになっています。

この調査で私がショックを受けたのは、「世界のセックス頻度と性生活満足度」の結果です（図3参照）。日本はどこに位置しているのかと目をこらしてみたら、一番左下にありました。

つまり、セックス頻度（回／年）も、性生活の満足度（%）も、世界41カ国中、最低レベルなのです。

日本人の性生活がお粗末なことはある程度、予想していましたが、ここまでとは思ってもみませんでした。日本より性生活の満足度が低い中国ですら、セックス頻度は日本の2倍はあります。

アジアグループは全体的に、セックス頻度も性生活満足度も低い結果となっていますが、そのなかでも日本だけ突出して低い割合を示しているのです。

これは異常というべき状況ではないでしょうか。

この結果から見えてくるのは、日本人は男女ともにセックスに対して不満を持っている、つまり、気持ちのいいセックスをしていないのではないかということです。

気持ちのいいセックスをしていれば、必然的に、セックス頻度も高くなるはずです。

これは裏を返せば、本当は気持ちのいいセックスをしたいのに、できていない人がたくさんいるということでしょう。

もっと気持ちのいいセックス、満足度の高いセックスをぜひ体験してほしいと思います。

女性のセックス満足度が高まれば、パートナーにもその気持ちが伝わって、さらにセックスを楽しめるはずです。

そのためにも、本来セックスはとても気持ちのいいものだということを、多くの女性たちに知ってほしいと思います。

なぜ日本人はパートナーとのセックスが少ないのか

日本には古来、おおらかな性風土があり、全国各地には男根をまつっている神社も多く見られます。また、江戸時代には北斎、歌麿などによって春画も数多く描かれ、遊郭《ゆうかく》なども活況を呈していました。日本人にもセックスに寛容な時代があったわけです。

実際、戦前の日本では4人以上の子だくさんが当たり前でした。農村では働き手が必要だったということもあるでしょうが、少なくとも現代のようなセックスレスはなかったのです。

ところが、戦後の高度成長期を経て現代に至る過程で、日本人のセックスのありようが変わっていったようです。

そもそもセックスレスとはどういう状態をいうのでしょうか？

日本性科学会によると、セックスレスとは「特殊な事情が認められないにもかかわらず、カップルの合意したセックス、あるいはセクシャル・コンタクト（裸で抱き合うなど）が1カ月以上なく、その後も長期にわたることが予想される場合」としています。

　この定義にしたがって、最近の日本人のセックス事情について見ていきたいと思います。

　2010年に（社）日本家族計画協会 家族計画研究センター所長の北村邦夫氏が中心となって、16～49歳の男女3000人を対象に行った「第5回男女の生活と意識に関する調査」によると、**「この1カ月間のセックスの回数」について、1回15・1％、2回11・1％、3回8・2％、4回6・9％、5回以上8・7％**という数字になっています。

　また、**「この1カ月間はセックスをしなかった」は45・3％にものぼり、婚姻関係にある回答者では40・8％**という数字になっています（94頁の図4参照）。

　セックスに対して積極的になれない理由を尋ねた項目では、「出産後何となく」「面倒くさい」がもっとも多く、ついで「仕事で疲れている」などとなっていま

図4 1カ月間に一回も性交渉がなかった夫婦の割合

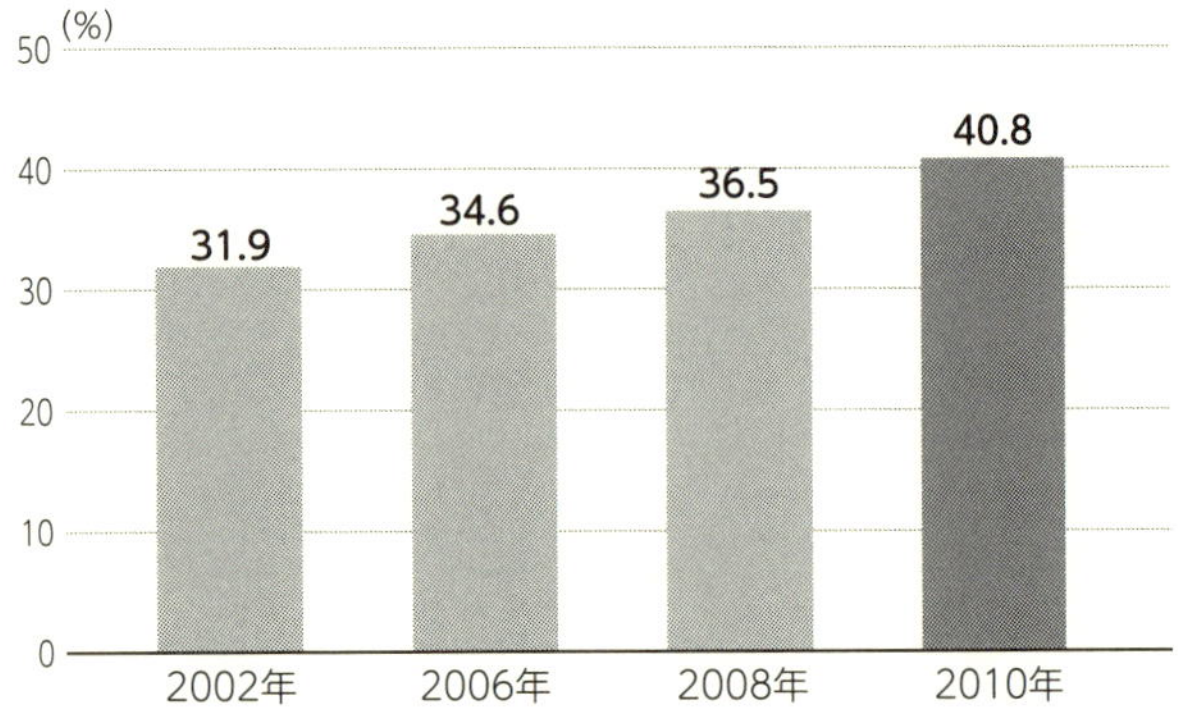

北村邦夫：「第5回男女の生活と意識に関する調査」（2010年）

す（次頁の図5参照）。
「出産後何となく」の回答で、男性より女性のほうが多いのは、子どもの面倒を見るのに忙しいことが考えられます。

　また、子どもができると、お互いを「パパ」「ママ」と呼ぶようになり、異性として見ることが少なくなることも一因ではないかと思います。

「面倒くさい」に至っては、日本人のセックスのお粗末さを如実に表しているように思います。とくに女性の場合、気持ちのいいセックスを経験していないことが、大きな要因になっていると思われ

図5 既婚者がセックスレスになる理由

	総数	男性	女性	
n=	330	122	208	(人)
出産後何となく	20.9	18.9	22.1	(%)
面倒くさい	20.9	10.7	26.9	
仕事で疲れている	16.1	19.7	13.9	
セックスより楽しいことがある	5.8	4.9	6.3	
家族(肉親)のように思えるから	4.2	3.3	4.8	
相手がいない	3.3	8.2	0.5	
相手の一方的なセックスに不満がある	1.8	2.5	1.4	
妊娠することへの不安が強い	1.8	2.5	1.4	
勃起障害に対する不安がある	1.8	3.3	1.0	
家が狭い	1.2	2.5	0.5	
セックスに際して痛みがある	0.9	0.0	1.4	
その他	19.4	22.1	17.8	
無回答	1.8	1.6	1.9	

北村邦夫:「第5回男女の生活と意識に関する調査」(2010年)

ます。

ついで多くなっている「仕事で疲れている」は、実際問題として日本人の労働時間が長いということがあります。「疲れてなにもしたくない」という気持ちもわからなくはないですが、セックスが楽しいものであれば、むしろストレス解消やリラクゼーションとして機能するはずです。

実際、忙しく精力的に働いている企業の社長のなかには疲労をものともせず、夜の営みにも積極的な人がいると聞きます。仕事の疲労がセックスに絶対的な悪影響を及ぼすとは考えられません。ただ単に、セックスが楽しくないだけなのです。

お互いにセックスが気持ちよく、満足感のあるものであれば、忙しくても、疲れていても、夜の営みは行われるはずです。

このようにセックスレスの原因はいくつかありますが、パートナーとのセックスが充実したものであれば、精神的にもプラスの影響があります。お互いの愛情を深めることにもなり、心が満たされ、気持ちにも余裕が生まれるはずです。

性機能障害によるセックスレスもある

日本人のセックスレスの多さには驚いてしまいますが、そのなかには性機能障害も含まれているのではないかと思われます。

というのは、一生のうちに何らかの性機能障害を経験した人の割合は、女性で40～45%、男性で20～30%という報告があるからです（2010年・Lewis ら）。調査対象となったのは、アメリカ、カナダ、オーストラリア、イギリス、イタリアなど、欧米圏の男女ですが、アジア圏ではもっと割合が高いのではないかと推測されます。

前述したように、性機能障害には「性的欲求障害」「性的興奮障害」「オーガズム障害」「性交疼痛障害（性交時の痛み）」がありますが、これらの原因として加齢（50歳以上）、喫煙、抗うつ剤の服用、子宮全摘後の変化、未婚、高血圧、糖尿病、心血管系疾患、腹圧性尿失禁などが考えられます。

加齢は、とくに女性の場合、閉経すると女性ホルモンの分泌が減るため、腟が潤いにくくなり、性交時に痛みをともなうことがあります。

喫煙や高血圧、心血管系疾患は、全身の血流を悪くするため、膣が湿潤しにくく、性交疼痛があるなどの性機能障害になりやすいといわれています。

また、抗うつ剤の服用は、薬が脳の神経に作用するため、性欲がなくなることがあるといわれています。

糖尿病も末梢神経に障害が起きることがあり、性欲がなくなったり、性的な興奮が起きにくくなったりします。

腹圧性尿失禁は、お腹に力が入ったときに尿がもれてしまう病気で、セックスの最中に失禁してしまうのではないかと気になり、セックスに集中することができなくなります。

子宮ガンや子宮筋腫などで子宮を全摘すると性機能障害になりやすいのは、骨盤底筋の血流が悪くなったり、手術の際の神経障害が原因ではないかと考えられます。また、子宮がないという精神的なダメージによる影響もあると思われます。

また、シングルの女性で特定のパートナーがいない場合、セックスをする機会がなく、そのうちする気もなくなることがあるでしょう。そうなると、いざセックスをしようと思っても膣が湿潤しにくくなります。そのため、性機能障害になりやすくなるのです。

こうした原因による性機能障害は、病気を治療したり、薬の飲み方を変えたり、生活習慣を変えるとともに、骨盤底筋体操を行うことで改善することができるのです。

なんと40代夫婦の半分がセックスレス！

本章の最初に紹介したように、日本人のセックス事情を見ると、セックス頻度も満足度も世界最低レベルです。婚姻関係にある男女のセックスレス化も年々進み、1カ月間に性交渉の回数がゼロという回答は、2002年には31・9%だったものが、2010年には40・8%と増えていましたね（94頁の図4参照）。

さらに、40歳以上になると、その数が5割近くになっているのです。

「出産後何となく」「面倒くさい」という理由でセックスレスになったカップルがもっとも多く、男性より女性のほうがより顕著になっていました。

男性にその気があっても、パートナーに拒まれたら、どうしようもありません。それが何度も続くと、男性も「もう、いいや」とあきらめてしまうのでしょう。

それにしても、どうして出産後にセックスレスになるカップルが多いのでしょうか？　子育てが大変で、それに忙殺されるからでしょうか？

もちろん、それも理由のひとつでしょう。

しかし、それだけではありません。実は出産後の女性のカラダの変化にその理由があるのです。

次項で、詳しく解説します。

女性ホルモンがセックスを遠ざける

卵巣からは、エストロゲンとプロゲステロンという女性ホルモンが分泌されています。この2つのホルモンによって妊娠しやすいカラダになり、受精卵が子宮内膜に着床すると、胎児が順調に育つよう子宮内の環境を整えるのです。

出産後はこれらの女性ホルモンの分泌量がガクンと減り、その代わりにプロラクチンという女性ホルモンが分泌されるようになります。このホルモンは、別名

「授乳ホルモン」とも呼ばれ、乳汁の分泌を促進させる作用があります。

そして、もうひとつの作用として、プロラクチンには性欲を抑える働きがあるのです。それはそうですよね。まだ授乳をしている時期に妊娠してしまったら、赤ちゃんの世話がおろそかになってしまいます。

そうならないために、出産後の女性の性欲を抑える働きをしているのでしょう。自然の摂理とはうまくできているものです。

プロラクチンは授乳をしている間、分泌されますから、赤ちゃんの乳離れが遅くなればなるほど、女性の性欲は抑えられます。

欧米では母乳から粉ミルクへの切り替えが早いように思いますが、その分、パートナーとのセックスの再開も早くなるということなのでしょう。

このように、出産後はホルモンの影響で性欲が衰えます。授乳が終わるまではセックスへの関心が薄れてしまうのです。

そのことがわかっていれば、男性も焦ることなく、セックスを再開する時期を探ることができるでしょう。

女性も「いまはホルモンのせいで性欲がないのだ」と意識でき、慢性的なセックスレスに陥《おちい》らずにすみます。

そもそも出産前のセックスがお互いに満足できるものであれば、出産後もセックスをしようという気になると思います。

そのためにも、骨盤底筋を鍛えて性機能をアップさせておくことが大切です。セックスがすべてではありませんが、パートナーとの肉体的な結びつきが精神的な安定にもつながります。それが子どもを含め、家族が幸せになるカギとなるのです。

出産後にセックスレスになる、もうひとつの理由

女性は出産をすると、尿がもれるようになることがあります。それは赤ちゃんが産道を通るときに、骨盤底筋が引き伸ばされたり、傷ついたりするためです。こうなると、セックスのときに尿がもれてしまう心配があります。実際、セックスの最中に尿がもれてしまい、それがイヤでセックスレスになる人もいるのです。

男性のなかにはまったく気づかない人もいますが、女性のほうが「尿がもれるなんて恥ずかしい」と過敏になってしまうのです。

尿失禁はれっきとした病気です。ところが、治療できることを知らず、一人で

悩んでいる女性が多くいます。もちろん、パートナーにもだまっている人がほとんどです。

たとえ尿のもれる量が少なくても、もれることがあるなら、それは尿失禁です。この本で紹介した骨盤底筋体操をすれば、回復も早くなりますから、ぜひ試してください。

それでもよくならないようでしたら、泌尿器科への受診をおすすめします。

なぜ外国人カップルはいつまでもラブラブなのか

欧米では、街中でもごく普通に恋人同士が肩を寄せ合い、キスしたり、抱き合ったりします。家族同士でも、親子や夫婦間でキスしたり、抱擁《ほうよう》したりします。

こうしたスキンシップが、お互いの愛情を高めるのに大きな役割を果たしているのです。

実は、**スキンシップをすることで、オキシトシンというホルモンが分泌される**ことがわかっています。このホルモンは別名「愛情ホルモン」と呼ばれ、オキシトシンが分泌されると心が満たされ、相手との絆が深まったりするのです。

オキシトシンとは、9つのアミノ酸からなるペプチドホルモンの一種で、ギリシア語で「迅速な出産」という意味があります。その名のとおり、母親が赤ちゃんを産むときに子宮の収縮を促進させる働きがあり、うまく分娩が進まないときには陣痛促進剤として使われたりします。

また、母乳を出やすくする作用もあり、母親と赤ちゃんにとってはなくてはならないホルモンといえます。そのため、女性ホルモンだと思われていた時代もありましたが、オキシトシンは男性にも存在します。母親と同じように父親にもオキシトシンが分泌され、赤ちゃんに対する愛情が生まれてくるのです。

オキシトシンの分泌はセックスにも大きな影響を与えます。ベッドのなかで抱きしめられたり、キスされたりすると、気持ちが高まり、とくに女性はオーガズムに達しやすくなります。つまり、オキシトシンが分泌されればされるほど、気持ちのいいセックスができるようになるというわけです。

また、オキシトシンが分泌されると、セロトニンやドーパミンというホルモンも活性化されます。

セロトニンには心を落ちつかせ、精神を安定させる作用があり、不足するとうつ病になりやすいといわれます。また、ドーパミンは快感や幸福感を増幅しやすく、意欲的な気持ちを起こさせる働きがあります。

つまり、オキシトシンが分泌されると、心が安らぐだけでなく、快感を得やすく、パートナーに対してより深い愛情を抱きやすくなるのです。

こうして考えると、欧米人が結婚しても、子どもがいても、年を取っても仲がいいのは納得がいきます。欧米人にとって習慣となっているスキンシップが、愛情をつなげる役目を担っているのですね。

当然、セックスレスにもなりにくくなります。セックスはカラダに触れ合う最高の機会だからです。裸で抱き合うことでオキシトシンが分泌され、さらに愛情を感じるようになれば、それが相乗効果をもたらします。もっと肌に触れていたいと思うようになるのでしょう。

それに対して日本人はというと、スキンシップが苦手です。若いうちは街を歩くときに手をつないだりしますが、結婚して子どもができると、とたんに肌に触れ合うことが少なくなります。

それは生活が子ども中心になってしまうからだと思います。それまで夫婦単位で行動していたものが、出産後は子どもが主役になってしまい、子どもを抱きしめることはあっても、夫婦で抱き合うことは少なくなります。

それに加えて、日本人らしい恥じらいの気持ちもあるように思います。子どもの前で親がベタベタするのは恥ずかしいという気持ちがあるのです。

しかし、それでは次第に夫婦間の愛情が薄れてしまいます。家族が仲よく暮らしていくためにも、夫婦間のスキンシップは非常に大切です。

まだ独身の人も、積極的にスキンシップをして、パートナーとの関係を確かなものにしていってほしいと思います。

さりげないスキンシップを日常的にしよう

スキンシップで愛情ホルモンが分泌され、幸せな気持ちになれるなら、こんないいことはありません。しかも、自分だけにオキシトシンが分泌されるのではなく、肌を触れ合っている相手にもオキシトシンは分泌されるのです。

パートナーと手をつないだり、腰に手を回すだけでオキシトシンが分泌され、幸福感に満たされるのです。ふだんからスキンシップをしていれば、愛情も深まり、セックスレスになることもないでしょう。

しかし、実際には、「スキンシップをしていない人」のほうが圧倒的に多いのです。

NHK総合の情報番組「あさイチ」が視聴者に尋ねたところ、**「スキンシップをしている人」の割合は46%、「していない人」は54%**という結果でした。

しかも「していない人」たちの7割は、「本当はしたいのにできない」人たちだったのです。

パートナーとスキンシップをとりたいのに、それが実現できないのは悲しいことです。こうした状況が続けば、深刻なセックスレスになりかねません。

そこで、さりげなくスキンシップをとる方法を紹介したいと思います。

いきなり抱き合うのはむずかしいかもしれませんが、手に触れるだけでも気持ちがなごむものです。ぜひ、実践してみてください。

①肩をもむ

「肩、凝っているんじゃない？」と声をかけながら、肩に触れます。パートナーが嫌がらなければ、そのまま肩をもみます。この方法なら目を合わせずにすむので恥ずかしさが半減し、やりやすいと思います。

②足に触れる

リビングでくつろいでいるときなどに、「足をもんであげようか」と声をかけ、ふくらはぎや足裏をマッサージします。これは全身の血の巡りをよくし、疲労回復や血圧の安定など、健康にも一役買うことができます。

パートナーのふくらはぎをもんだら、「私の足ももんでもらえるとうれしいな」などとかわいくお願いしてみましょう。お互いが気持ちよさを感じるようなら、しめたもの。毎日の習慣にしてしまいましょう。

③小道具を使って触れ合う

爪切りを用意し、「足の爪、切ってあげようか」と声をかけます。ふだん触れ合うことの少ない関係でも、これなら足に触れることができます。足の指一本一本、ゆっくり、爪を切りましょう。

また、耳掃除をしてあげるのもいい方法です。自分のひざにパートナーの頭をのせ、耳かきをするのは愛情表現のひとつといってもいいでしょう。パートナーが「きみのもやってあげようか」といってくれるかもしれません。こうしたちょっとしたスキンシップが愛情を深めることにつながるのです。

④リビングでさりげなく触れ合う

スキンシップから遠ざかって久しいという人は、小さな触れ合いから始めましょう。ソファなどに並んで座っているときに、肩や腕が少し触れるようにします。それだけでも立派なスキンシップになります。

⑤日常のちょっとしたときにタッチする

朝、起きたときに「おはよう」と声をかけながら、肩や腕、手などに軽くタッチします。仕事から帰ってきたときなどにも「おかえりなさい」といいながら、カバンを持つ手などに触れます。

このようにカラダに触れることを日常化し、違和感がなくなれば、もう大丈夫。外出したときに手をつないだり、腕を組んだりすることにも挑戦してみましょう。

いまラブラブ状態の人は、いつまでもスキンシップを忘れないようにしてほしいと思います。それが愛情を深め、豊かなセックスライフにつながるのです。

シニア世代はセックスに積極的

「年を取ったら枯れていくもの」と思いがちですが、それは大きなまちがいです。50代後半から80代までのシニア世代でも、日常的にセックスをしているという調査結果があるのです。

それは、イギリスの『ニュー・イングランド・ジャーナル・オブ・メディシン』という世界的にも権威のある雑誌に掲載されたもので、57歳から85歳までのアメリカ人の男女3005人（男性1455人、女性1550人）に調査を行っています。

それによると、57〜64歳の73％、65〜74歳の53％、75〜85歳の26％が日常的にセックスをしていると報告されています（2007年・Lindau ら）。

これはアメリカ人の統計ですが、日本でも同様のアンケート結果があります。

それは1999年から2000年にかけて、田園調布学園大学人間福祉学部の荒木乳根子《あらきちねこ》教授らが行った「中高年のセクシュアリティに関するアンケート調査」で、40〜70代の既婚男女1020人を対象に実施しています。

それによると、「配偶者とのセックスが月2、3回以上ある」と答えた男性は40〜64歳で40〜50％台、65〜69歳は20％台、70代でも10％台という数字となっています。

また、女性の場合、**40〜54歳で40〜50％台、55〜59歳は30％台、60代で20％台、70代でも10％台**となっています。

男性は60代後半、女性は50代後半から配偶者とのセックスが少なくなりますが、それでも思ったより多いのではないでしょうか。しかも、70代でもセックスをしている人がいるのです。

これは非常に喜ばしいことです。女性は更年期になると女性ホルモンの分泌が減って、膣の湿潤が少なくなりますが、パートナーへの愛情さえあれば、セックスすることはできるのです。

おそらく、20〜40代にセックスレスにならずに、セックスが習慣になっている夫婦は、それを50代、60代になっても持続できるのだと思います。

また、女性向け雑誌などでセックスを扱う記事を多く見かけますが、それだけセックスに関心のある女性が多いということです。その気持ちさえあれば、セックスレスになどなるはずがないのです。

年を取ったらセックスから遠ざかるのではなく、年を取ったからこそセックスを大切にして、いつまでもいきいきと過ごしてほしいと思います。

年を取ってもセックスは楽しめる

私の知り合いの70歳過ぎの女性の話をしましょう。

Q子さんは20年前に離婚し、子どもが2人います。もともとキャリアウーマンで、男性とも対等につき合う人でした。恋愛にも積極的で、離婚後、旅行を通じて知り合った男性と交際するようになりました。

ところが、数年ぶりにセックスをしたとき、痛みがあり、わずかに出血もあったそうです。彼女は何事にも前向きで、セックスなしのつき合いは考えられないと、婦人科を受診しました。

そこで、加齢による萎縮性膣炎と診断され、女性ホルモン治療と潤滑ゼリーの使用を指示されました。

萎縮性膣炎とは、閉経後の女性に多く見られる症状です。女性ホルモンの減少で外陰部や膣が薄くなり、乾燥しやすくなるため、炎症を起こすのです。

Q子さんには性交時の痛みのほかに、趣味のエアロビクスをすると少し尿もれすることがありました。そこで、骨盤底筋体操も並行して行うことになりました。

生来、几帳面なQ子さんは、まじめに骨盤底筋体操を続けたそうです。

すると、数カ月後には尿もれも、性交時の痛みもなくなり、潤滑ゼリーを使わなくても濡れるようになったのです。おそらく骨盤底筋体操のおかげで骨盤底筋群の血流がよくなり、膣の湿潤も高まったのでしょう。その後はおよそ2週間ごとのセックスライフをエンジョイしているということです。

彼女を見ていると、年を取ってもセックスを楽しむことはできるのだと痛感します。

彼女は見た目も若々しく、いきいきとしています。これも、セックスライフが充実しているからといえるでしょう。

80歳を過ぎても性欲はある

私は、人はどんなに年を取ってもセックスをすべきだと思っています。いつまでも若さを保てるし、生活にも潤いが出てくるからです。そんな私を感動させてくれるような話があったので、紹介します。

それは80歳の女性の話です。

彼女は、膀胱や子宮が膣から飛び出してくる「骨盤臓器脱《ぞうきだつ》」を訴えて受診されました。これは骨盤底筋がゆるむために起きる病気で、加齢によるものでした。

膣の中にペッサリーという器具を入れて落ちないように支える保存治療は効果がなかったため、また年齢を考えて、体への負担がより少ない手術を行うことにしました。その手術の方法は、膣口部分を縫い縮めるというものです。要するに、膣の開いた口をふさいで、膀胱や子宮が飛び出さないようにするわけです。

当然、セックスができなくなるので、そのことを伝えると、

「それは困ります。一応、夫がいますので」

といいます。そこで私が、

「そうですか。じゃあ、ちゃんと膣を残す治療にしましょうね」

と答えると、うれしそうにうなずきました。

私は、80歳という年齢から膣を閉じても何の問題もないと思っていたので、その返答に正直びっくりしました。と同時に、80歳という年齢でセックスをしているという事実に感動もしたのです。まさに私の理想とするシニア世代の姿といえます。

さらに私が、「手術後は3カ月間、性行為をひかえていただきたいんですけど……」と説明すると、「そんなに……」としばし沈黙したのです。

そのとき、「本当にセックスをしているんだ」と大いに納得したのでした。

この女性のように、年齢に関係なくセックスはできるのです。継続的にセックスをしていれば、年を取っても膣の湿潤はある程度維持できるし、オーガズムを感じることもできるのです。

パートナーさえいれば、いつでも手に入る幸福感を手放すことなく、いつまでも大切にしてほしいと思います。

オーガズムを感じる女性はどれくらいいるのか？

女性が年齢とともにセックスレスになるのは、それまでに気持ちのいいセッククスをしていないせいではないかと思います。

男性は射精をすることで、はっきりとオーガズムを感じることができますが、女性の場合はそう単純ではありません。

オーガズムがどんなものかを知っている女性は、まだまだ少ないように思います。オーガズムを感じたことがなければ、セックスへの関心が低くなることもあるでしょう。

しかし女性の場合、セックスの経験を重ねれば重ねるほど、オーガズムを感じやすくなるといわれます。パートナーと充実したセックスをしてきた女性は、いくつになってもセックスレスになることは少ないはずです。

一方、若い頃からあまりセックスに満足したことのない女性は、出産をきっかけにセックスレスになりがちです。子どもができたことを理由に、セックスから遠ざかってしまうからです。

それは私からすれば、とてももったいないことだと思います。セックスすることで喜びや快感が得られるだけでなく、パートナーとの心の距離が近くなり、安心感をもたらすからです。それは日々の生活に充実感を与え、仕事でもプライベートでも意欲的に活動できるようになります。

そういう人生を送るためにも、セックスをおろそかにしてほしくありません。この本のテーマである骨盤底筋体操を行うことで性感を高め、オーガズムを感じるカラダになってほしいと思います。

第5章

骨盤底筋のゆるみで起こるコワイ病気

骨盤底筋のゆるみで起こる病気とは？

骨盤底筋がゆるむとセックスの感度が落ちてしまいますが、もうひとつ別の病気を引き起こすことがあります。それは尿失禁です。

以前は病気だと思われず、多くの女性が不快な症状をがまんしてきました。しかし、命に関わらなくても日常生活に支障がある病気として、メディアにも取り上げられることが多くなり、いまでは一般的な病気として認識されつつあります。

尿失禁になる主な原因は、骨盤底筋のゆるみです。骨盤底筋に収縮力があり、本来の機能を果たしていれば、尿がもれることはありません。

ところが、骨盤底筋がゆるむと、尿道の周りの筋肉の力が弱まり、尿道のしまりが悪くなります。そうなると、尿がもれやすくなるのです。

国際尿禁制学会によると、「尿失禁とは、無意識あるいは不随意《ふずいい》に尿がもれることをいい、それが社会的にも衛生的にも問題になる状態で、客観的に尿失禁と認められること」と定義されています。

もっとかみ砕《くだ》いていうと、「尿失禁とは、トイレ以外の場所で、予期せずに尿がもれてしまったり、トイレに間に合わずにもれてしまうことをいい、日常生活を送るのに支障を感じたり、衛生的にも問題のある状態」です。

尿がもれるといっても、人により症状はさまざまで、ほんの少しもれるだけの人もいれば、ダーッと一気にもれてしまう人もいます。もれる量にかかわらず、意に反してもれる場合はすべて尿失禁と診断されます。

もれるタイミングも人によりさまざまで、立ち上がった瞬間にもれる人もいれば、歩いているときにもれる人もいます。突然に尿意をもよおし、トイレに入る直前に間に合わずにもれてしまう人もいます。

骨盤底筋がゆるんで尿もれがあると、セックスも楽しむことができません。実際、セックスのときに尿がもれてしまう人もいるのです。そうなると、「相手に知られるのではないか」「においがするのではないか」と気になり、セックスに集中できなくなってしまいます。

そうならないためにも、骨盤底筋は日頃から鍛えておく必要があるのです。

若い女性にも見られる尿失禁

もしかして、「尿失禁なんて、自分には関係がない」と思っていませんか？

そんなことはありません。尿失禁というと高齢者がなるものだというイメージ

図6 尿もれ経験のある人はこんなに多い

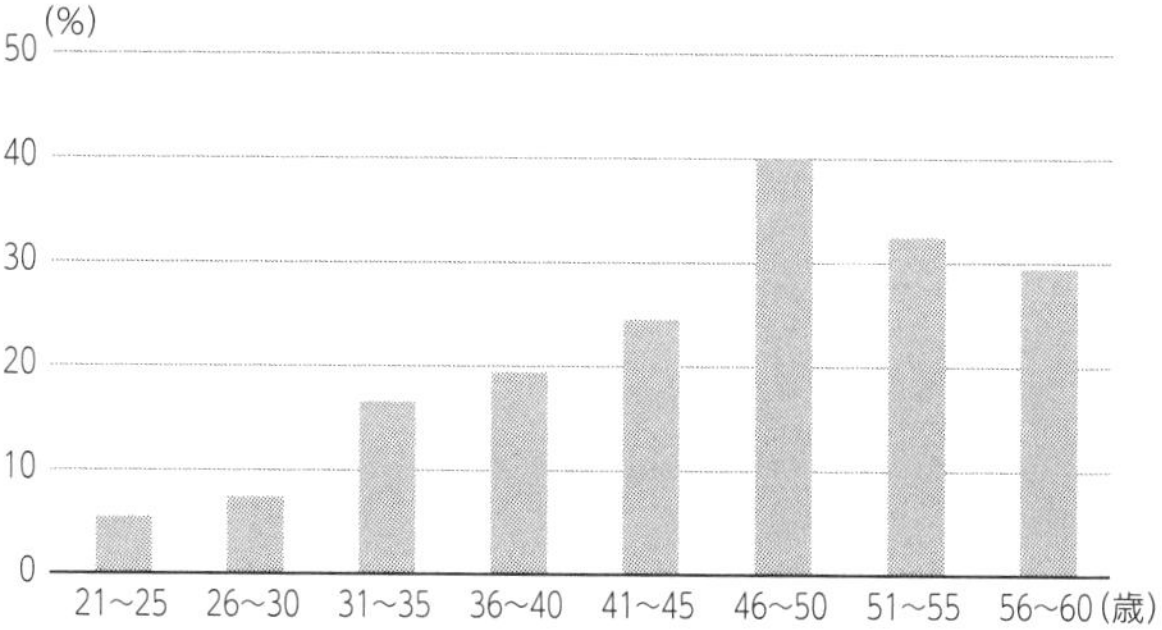

21歳〜65歳までの日本の看護師3730人のアンケート調査
（別府ら、日本ウロギネコロジー研究会誌2巻1号、2005年）

がありますが、実は20〜30代の女性でも尿失禁を経験している人がいるのです。

その割合は10〜20％にのぼるという報告があり、40代以上になると、さらに30〜40％と増えていきます（図6参照）。

骨盤底筋がどうしてゆるんでしまうのか、その原因については後述しますが、ここでは、まず排尿のメカニズムについてお話ししたいと思います。

私たちは当たり前のようにトイレに行って尿を出したり、尿意をがまんしたりしますが、赤ちゃんのときは違います。

膀胱に尿が一定量たまると、自然と排泄《はいせつ》されます。つまり、垂れ流しですね。そのため、おむつが必要になるわけです。

赤ちゃんが成長してくると、トイレでオシッコやウンチをするように親がトレーニングを始めます。それができるようになると、おむつを外すことができるのです。

そうやって、ときと場所を選んで排尿することを覚えると、自分の意志で尿をがまんしたり、出したりができるようになります。

この排尿のメカニズムには、自律神経である交感神経と副交感神経が大きく関わっています。

これらの自律神経のうち、交感神経は活動しているときや興奮しているとき、ストレスを感じているときなどに優位に働き、副交感神経は休息しているときやリラックスしているとき、眠っているときなどに優位に働きます。

この正反対の働きをする2つの自律神経がうまくバランスを取ることで、呼吸や血圧、体温など、人間が生きていくうえで必要な機能がコントロールされています。そして、これらの自律神経が、排泄機能でも大きな役割を担っているのです。

まず、尿が膀胱にたまっていくときには、交感神経が働いて膀胱がゆるみ、少しずつ広がっていきます。

このとき、膀胱から体外につながっている尿道はきつくしまり、尿がもれないようになっています。

尿がたまってくると、膀胱が引き伸ばされ、膀胱から脳への信号が少しずつ強くなっていきます。そして、ある程度（200〜500ミリリットル）たまると、「トイレに行こう」と思うのです。

そして、トイレに入って尿を出すときには、副交感神経が働いて膀胱が収縮すると同時に、尿道がゆるみ、尿が排泄されます。

この尿道をきつくしめたり、ゆるめたりしているのが尿道括約筋《かつやくきん》で、その周りを骨盤底筋が取り巻いています。骨盤底筋も尿の排泄に関わり、尿道括約筋を手助けして尿がもれないようにしているのです。

そのため骨盤底筋がゆるむと、尿道の支えが弱まり、括約筋もゆるんでしまいます。つまり、尿道を取り巻いている骨盤底筋を鍛えれば、尿失禁は防げるというわけです。

また、骨盤底筋は肛門括約筋とも連動しているので、便失禁も防ぐことができます。

さらにセックスのときも感じやすくなりますから、一石三鳥くらいメリットがあるのです。

尿失禁には大きく2つの種類がある

尿失禁にはいくつか種類がありますが、もっとも多く見られるのが「腹圧性《ふくあっせい》尿失禁」と「切迫性《せっぱくせい》尿失禁」です。

この2つをあわせ持つ「混合型尿失禁」もありますが、患者さんの3分の1以上は「腹圧性尿失禁」だといわれています。

腹圧性尿失禁とは、くしゃみや咳《せき》をしたとき、笑ったとき、階段を上っているときなど、お腹に力が入ったときにもれてしまう症状のことです。

そのほか、重いものを持ち上げたとき、信号待ちで青に変わり、走り出そうと一歩を踏み出したとき、スポーツジムで筋トレをしているとき、ランニングマシーンで走っているとき、テニスをしてボールを打ち返そうとしたときなど、あらゆる場面で腹圧性尿失禁は起こっています。

このように何気ない動作で失禁してしまうのは、何度も述べているように、骨盤底筋がゆるんでいるからです。

たとえば、ふだん静かにしているとき、膀胱には10ぐらいの圧力しかかかっておらず、尿道は50ぐらいの圧力で尿がもれないようにしているといいます。

ところが、何かの拍子にお腹に力が加わると、膀胱には210くらいの圧力がかかってしまうことがあるといわれています。

このとき、骨盤底筋のしまっている人は、瞬間的に尿道がしまり、250くらいの圧力で尿道をしめつけますが、**骨盤底筋がゆるんでいる人は、膀胱の圧力に負けてしまう**のです。それで、尿がもれてしまいます。

一方、切迫性尿失禁は、突然、強い尿意を感じて、トイレに行くまでがまんできずにもれてしまうものです。

普通は、何か作業をしているときに尿意を感じても、少しの間ならがまんすることができます。ところが、切迫性尿失禁の人はそれができません。一刻の猶予もないのです。

そのため、トイレに駆け込む前にもれてしまったり、なんとか間に合っても、下着をおろしている最中にもれてしまったりします。

なかには、水の流れる音を聞いたり、冷たい水に手を触れただけで、尿意を感じてしまう人もいます。

前述したように、膀胱の収縮は副交感神経によってコントロールされ、尿道をしめるのは交感神経によってコントロールされています。

切迫性尿失禁では、突然、膀胱が異常に収縮してしまうため急激な尿意を感じ、その収縮の力が強すぎるともれてしまいます。

その原因としては、いくつか考えられます。

多くは特発性といって、これといった原因がないのに異常収縮が起こっているとされますが、骨盤底筋のゆるみも原因のひとつとして挙げられます。骨盤底筋のゆるみにより、尿が尿道に入り込むことで、突然の尿意を引き起こし、トイレに行き着く前に尿をもらしてしまうのです。

また、膀胱炎などの炎症があると、強い尿意を感じることがあります。

脳卒中やパーキンソン病などの脳の障害、脊髄《せきずい》損傷などの脊髄の障害によっても、脳の指令がうまく膀胱に伝わらず、排尿のコントロールができなくなります。また、ホルモンのアンバランスや心理的な影響によっても切迫性尿失禁を誘発するといわれています。

腹圧性尿失禁の治療としては、第一に骨盤底筋体操が挙げられ、腹圧性尿失禁の70％はこの体操で改善されます。ただ、骨盤底筋体操をしても腹圧性尿失禁が治らず、困っている場合は、手術治療がもっとも効果的です。

切迫性尿失禁の場合は、薬物療法を行うほか、腹圧性尿失禁と同じように骨盤底筋体操を行うことで症状が改善されます。

このような症状で困っているなら、恥ずかしがらずに泌尿器科を受診するようにしましょう。

骨盤底筋と過活動膀胱の関係

私の外来には「トイレが近くて困る」という悩みで受診される患者さんが数多くいます。

日に何度もトイレに行かずにはいられない症状のことを「頻尿」といいます。おおよそ日中は8回以上、夜間は1回以上、排尿する状態があり、困っていれば、頻尿といえます。

トイレが近くても日常生活に支障がなければ、治療する必要はありませんが、仕事が中断して進まないなど、悩むほどになっている場合には治療の対象となります。

また、突然起こる強い尿意のことを「尿意切迫感」といい、ほんの少しの時間もがまんすることができません。いても立ってもいられず、トイレに駆け込みます。

こうした症状のある場合を「過活動膀胱」といい、これは本人の意志に反して、膀胱が異常に収縮してしまうことで起こります。多くの場合そのためにトイレが近くなります。

原因としては、脳血管障害やパーキンソン病などの神経疾患によるものと、そうでないものとがあります。加齢とともに過活動膀胱の割合が高くなる傾向があり、骨盤底筋のゆるみも原因のひとつと考えられます。

はっきりとした原因がわからない場合もあり、これについては尿意を伝達する神経線維の活動が異常に高まり、膀胱が知覚過敏になるためではないかといわれています。

治療法としては、薬物療法のほか、尿をがまんするトレーニングや骨盤底筋体操を行います。

40歳以上の女性に多く見られる症状ですが、若くても肥満や便秘、出産などをきっかけに骨盤底筋がゆるみ、症状が表れることがあります。

女性は男性よりも尿もれしやすい

私たちはふだん何気なくトイレに行き、用を足していますが、排尿するまでには、脳、神経、膀胱、尿道、骨盤底筋が複雑に連携し合っています。脳からの指令が神経を通って筋肉に伝わり、それぞれの器官が機能的に働くことで無事に排尿されるのです。

これらの器官のいずれかに病気や障害があれば、スムーズに尿が排出されず、尿失禁が起こってしまいます。


こうした排尿のメカニズムに男女の差はありませんが、女性のほうがはるかに尿失禁のリスクは高くなります。

なぜなら、女性と男性ではカラダの構造に大きな違いがあるからです。

そのもっとも大きな違いは、尿道の長さにあります。

男性の尿道は15~20センチもあるのに対して、女性の尿道は4~5センチしかありません。これだけ長さに違いがあれば、女性のほうがもれやすいのにも納得がいきます。

さらに、尿道の形状にも大きな違いがあります。

男性の尿道は長く、L字形に曲がっていて、根元には前立腺という組織が尿道を取り囲んでいます。それが年齢とともに大きくなる傾向があり、尿道が狭くなりやすいので、もれにくい構造になっているのです。

それに対して女性の尿道は、まっすぐ下に向かって伸びています。それだけ、尿がもれやすいといえるでしょう。

そもそも女性の骨盤底は赤ちゃんを産みやすいような形状になっているため、筋肉群だけで骨盤底にある穴をふさいでいます。この筋肉群、つまり**骨盤底筋に適度な伸縮性があれば、尿がもれる心配はありませんが、ゆるんでくると、尿がもれやすくなってしまう**のです。

女性に尿失禁が多いのは、こうした理由があるからです。骨盤底筋がいかに重要な働きをしているか、おわかりいただけたと思います。

太りすぎ、やせすぎも〝ゆるみ〟の原因になる！

40歳以上のほぼ半数は、尿失禁の経験があるといわれています。それほど一般的な病気といえますが、その原因の多くは骨盤底筋のゆるみにあります。ゆるみの大きな理由として挙げられるのが、出産です。なにしろ、3キログラム前後もある赤ちゃんが産道を通って生まれてくるわけですから、いくら骨盤底筋に収縮力があるといっても限界があります。

おまけに、分娩のときは顔を真っ赤にして最大限の力でいきみますから、骨盤底筋には想像を絶する圧力がかかるのです。

このように出産によって骨盤底筋が引き伸ばされて傷ついてしまうと、水道の栓《せん》がゆるむのと同じように、尿がもれやすくなります。

若いうちは筋肉にも伸縮性があり、伸びた骨盤底筋も数カ月で元に戻りますが、妊婦の年齢が高いと、回復が遅くなってしまうのです。

また、たとえ骨盤底筋が元通りになっても、**一度、出産を経験している女性は、骨盤底筋がゆるみやすく、加齢とともに尿失禁のリスクが高まります。**それほど、出産による骨盤底筋のダメージは大きいといえるでしょう。

出産と同じように、妊娠しているときにも尿がもれることがあります。妊娠中には、胎児だけでなく、皮下脂肪や羊水の重みも加わるため、骨盤底筋に大きな負荷がかかり、どうしても、ゆるみやすくなるのです。

しかしながら妊娠前から骨盤底筋体操をしていれば、妊娠中も出産後も尿失禁に悩むことは少なくなります。

妊娠中の女性と同じように、尿失禁のリスクが高くなるのが肥満です。

太るとお腹に脂肪がつくので腹圧がかかり、骨盤底筋がゆるんでしまうのです。その結果、尿失禁を引き起こしやすくなります。

かといって肥満を解消しようと無理なダイエットを繰り返すと、筋肉がやせてしまいます。そうなると骨盤底筋も弱り、収縮力がなくなってしまうのです。それだけ尿失禁のリスクが高まるといえるでしょう。

このように、太りすぎても、やせすぎても、尿がもれることがあるのです。

太り気味の人は骨盤底筋を鍛えるだけでなく、お腹周りの脂肪を減らすことを心がけましょう。

女性に多い便秘ですが、これも骨盤底筋に悪い影響を与えてしまいます。毎日のようにトイレでいきんでいると、骨盤底筋にかなりの負荷がかかってしまうからです。

「それだけで?」と思うかもしれませんが、毎日のこととなれば、次第に骨盤底筋もゆるんでしまいます。

若い人でも便秘気味だという人は注意が必要です。野菜やくだもの、穀物、海藻、きのこなど、食物繊維の豊富なものを食べるようにし、運動をするなどして便秘を解消するようにしましょう。また、毎日、同じ時間帯にトイレに行き、排便する習慣をつけることも大切です。

ほかに、腹圧がかかる動作を日常的にしていると骨盤底筋がゆるみ、尿失禁しやすくなります。

たとえば、清掃、給食、漁業、農業、介護といった立ち仕事に就いている人は、重いものを持ち上げることが多いため、尿失禁のリスクが高くなるのです。

清掃作業では重い道具を運んだり、モップで床を拭くときにお腹に力が入ったりします。給食の仕事でも食材や料理の入った大きな容器を運ぶことが多いようです。また、漁業や農業の現場でも、出荷の際に魚や野菜のギッシリつまった重い箱を持ち上げたりすることが多く、そのため、尿失禁のリスクが高くなります。

さらに、介護職の人はお年寄りの体勢を変えたり、車椅子に移動させたりするときに、グッとお腹に力が入ります。

また、雪国に住んでいる人は、冬の間、雪かきや雪下ろしをすることが多くなり、これもまた尿失禁を悪化させる原因になったりします。

このように、年齢にかかわらず、骨盤底筋がゆるむ原因はいろいろあります。「若いから大丈夫だ」と過信せず、骨盤底筋を鍛える努力をしましょう。

年を取ると、骨盤底筋がゆるみやすくなる

前述したように、尿失禁になる原因には、出産や肥満、便秘、職業によるもの

など、いろいろありますが、これに加齢が加わると、さらに尿失禁になるリスクが高くなります。実際に30代から尿失禁の患者さんが増え始め、40代後半から一気に増加します。

年齢が高くなると尿失禁が増える原因は、女性ホルモンにあります。前にふれたように、女性は、8～10歳くらいからエストロゲンとプロゲステロンという2つの女性ホルモンが分泌され、分泌量は20代後半から30代前半でピークを迎えます。

このうち、骨盤底筋に関係しているのがエストロゲンで、乳房や性器の成熟、肌や髪のつやなどに影響があるほか、女性らしい丸みのあるカラダをつくるのも、この女性ホルモンです。

30代後半になるとエストロゲンの分泌が低下し始めるため、それとともに骨盤底筋がゆるくなったり、弱くなったりするのです。この時期に出産を経験すると、さらに骨盤底筋がゆるんでしまいがちです。

とくに更年期の頃になると、急激に女性ホルモンが減少するため、尿道をしめる働きをする尿道括約筋が萎縮し、尿失禁になりやすくなります。

加齢とともに女性ホルモンが減少するのは自然の流れで、止めることはできません。

しかし、若いうちから骨盤底筋体操を日常的に行っていれば、骨盤底筋の衰えを防ぐことができるのです。

いくつになってもパートナーとのセックスを楽しむためにも、日頃から骨盤底筋を鍛えておくことが大切なのです。

若いスポーツ選手も骨盤底筋がゆるみやすい

これは海外の論文に紹介されていたものですが、若いアスリートにも尿失禁になる人がいるという報告があります。

スポーツをやっていれば全身の筋肉が鍛えられ、それと同時に骨盤底筋も強化されるイメージがありますが、そんなことはありません。かえって骨盤底筋に負担をかけるスポーツがあるのです。

たとえば、女性の水泳選手の4・5％、トランポリン選手の80％に尿失禁の経験があるといいます（2014年・Partin ら）。

水泳選手の場合、どうして尿失禁の経験者がいるのか、少し不思議ではあります。浮力のある水のなかでやるスポーツなので、骨盤底筋に負担がかかるとは思えないからです。おそらく腹圧性ではなく、切迫性のタイプが多いと思われます。

一方、トランポリン選手に尿失禁が多いのは、納得できます。

トランポリンとは、弾力性のある丈夫なマットをスプリングで固定し、その上で選手が何度も高く跳躍したり、空中回転したりするというものです。

このスポーツでは、選手が高いところからマットに着地するとき、骨盤底筋に大きな負荷がかかります。しかも何度も続けてジャンプするわけですから、骨盤底筋がゆるんでしまってもしかたがありません。

それにしても、トランポリン選手にこんなにも尿失禁が多いとは思いもしませんでした。骨盤底筋に負荷がかかることがいかに大きな負担となるか、明らかな事例といえるでしょう。


また、ウエイトリフティングの選手の場合も、骨盤底筋に相当な力がかかりのます。ウエイトリフティングとは重量挙げのことで、重いバーベルを頭上に持ち上げ、その重さを競うスポーツです。

これは実際にテレビで放映されたのですが、ウエイトリフティングの女子選手が競技中、バーベルを持ち上げた瞬間に尿がもれてしまったことがあります。

テレビの前で競技を見ていた人は、いったい何が起こったのかと驚いたことでしょう。これは、明らかに腹圧性尿失禁といえます。重いバーベルを持ち上げることで、どれほど骨盤底筋に負荷がかかるか、よくわかりますね。

こうしたスポーツ選手にかぎらず、**骨盤底筋がゆるみやすい仕事をしている人は、お腹に力を入れるときに骨盤底筋をしめると、尿失禁の予防になります。**これを「骨盤底筋をロックする」といいます。

スポーツクラブなどで筋肉トレーニングをやっている人は、お腹に力が入る動作を行うときに、膣や肛門をキュッとしめるようにするといいでしょう。

そうすれば、骨盤底筋に過度な負担がかかりにくく、尿失禁になるリスクが減ります。

論文でも明らかな骨盤底筋体操の効果

骨盤底筋を鍛えると尿失禁を予防できることは、国内外の論文でも明らかになっています。

たとえば、**妊娠中の女性が骨盤底筋体操をすると、8～10カ月頃の妊娠後期に起こりやすい尿失禁が少なくなる**という報告があります（2003年・Chiarelliら、2007年・Whitfordら、他）。

それによると、骨盤底筋体操を行った妊婦は、そうでない妊婦に比べて妊娠後期において56％尿失禁が少なく、出産後6カ月まででも30％少ないことがわかっています。

日本では出産後に骨盤底筋体操を指導することが多いようですが、妊娠初期から行うことで妊娠中の尿失禁だけでなく、出産後の尿失禁も予防できるのです。

また、週1回以上、骨盤底筋体操を行っている妊婦の割合は16～58％となっています。

数字に幅があるのは、世界各国で調査が行われたためで、**低いほうの数字はアジア、高いほうの数字は欧米**となっています。

やはり欧米のほうが、骨盤底筋体操の効果が広く知れ渡っているということなのでしょう。

これからは妊娠の有無に関係なく、骨盤底筋体操を日々のエクササイズとして取り入れていってほしいと思います。それがセックスの感度を高め、将来的に尿失禁のリスクを減らすことになるのです。

男性にも効果がある骨盤底筋体操

女性の尿失禁に効果があるとされている骨盤底筋体操ですが、実は男性の尿失禁にも効果があることがわかっています。

男性は尿道が長く、前立腺があるため、基本的に腹圧性尿失禁にはなりません。しかし、前立腺肥大症や前立腺ガンで前立腺の全摘手術をした後に尿失禁になることがあるのです。その場合、尿失禁のタイプは腹圧性尿失禁になるので、骨盤底筋体操で尿失禁の防止や改善をすることができます。

実際、手術後、腹圧性尿失禁になった患者さんを対象にした調査で、それが証明されています。

手術後に尿失禁になった患者さんを2つのグループに分け、骨盤底筋体操を指導した場合と指導しなかった場合で、その後の状況を調べたところ、骨盤底筋体操をしたグループで明らかに尿失禁の改善が見られたのです。

このように、男性でも骨盤底筋体操をすれば尿失禁を防ぐことができます。また、すでに述べたように、早漏を予防することもできますから、男性にとっても骨盤底筋を鍛えることは意味があるといえますね。

セックスが尿失禁を予防する

これはイギリスに住んでいたことのある患者さんに聞いた話ですが、現地で尿失禁になって泌尿器科を受診したときのことです。

当然のように骨盤底筋体操をすすめられたそうですが、そのときに「セックスはしていますか?」と聞かれたというのです。彼女がポカンとしていると、「セックスをしていないと骨盤底筋が衰えて尿がもれるようになる」といわれたそうなのです。

実際にセックス頻度と尿失禁の関係を調べた論文はありませんが、考え方としてはまちがってはいないと思います。セックスは骨盤底筋を刺激し、筋肉を鍛えることになるので、結果として尿失禁を予防できるのです。

私の学生時代にも、やせすぎが原因ではないかと思われる、腹圧性尿失禁の女性がいたのですが、よく冗談めかして「彼氏とセックスすると、骨盤底筋が鍛えられてオシッコがもれなくなるよ」と伝えていました。

残念ながら、その女性はあまり恋愛にもセックスにも関心がないようで、笑っているだけでしたが、私にしてみれば真剣にアドバイスしたつもりでした。

当時、彼女はまだ20代前半でしたが、その年齢でも尿失禁になる人はいるのです。

その女性は友人という間柄だったので、「尿もれにはセックスが効果的だ」と気軽に話せたのですが、診察に来た一般の患者さんにはなかなかセックスの話はできません。性機能障害の相談に来た患者さんは別として、セックスの話をすると、困った顔をされることが多いのです。

イギリスでの体験談を話してくれた患者さんも、そのときは返答に窮《きゅう》したといっていました。尿失禁予防としてセックスをすすめられるのはイギリスだからできることであって、日本ではむずかしいですね。国民性の違いもあって、セックスの話はしにくいというのが正直なところです。

しかし、セックスをすれば尿失禁を防ぐことにつながるのは確かなので、セックスは大いに楽しんでほしいと思います。そうすれば、セックスの感度もどんどんよくなり、尿失禁の予防にもなって、一挙両得なのです。

尿失禁と性機能障害の関係とは？

尿失禁があると「尿がもれるのでは？」と気になり、出かけるのがおっくうになりがちです。このように、日中の活動が制限されるばかりでなく、夜の生活にも支障が出てきます。

海外の論文のなかに、尿失禁のある人の31〜71％に性機能障害が認められると報告しているものがあるからです（１９９７年・Mouritsenら、２０００年・Bøら）。

それによると、腹圧性尿失禁などの手術を受けた患者73人中、性交中に尿もれがあった人の割合は33％、腟が濡れにくい湿潤障害があった人は50％、性交時の痛みのあった人は33％となっています。

これらの患者はセックスに支障があったにもかかわらず、専門的な治療をあきらめていました。

また、尿失禁外来を受診した208人の患者のうち、43%の人が、排尿の問題がセックスに悪い影響を与えていると答えたという報告もあります。具体的には、性交時の痛みや尿もれ、夜間の尿もれのために性交頻度が減ったという内容です（1994年・Brinkら、1997年・Sampselleら）。

この論文と同様の報告はほかにもあり、322人の女性の尿失禁患者の25%、62人の男性の尿失禁患者の30・5%が、尿失禁があるために性生活に支障があると回答しています（2000年・Temmlら）。

しかし、骨盤底筋体操を行えば、尿失禁による性機能障害が大幅に改善されることがわかっています。

たとえば、**骨盤底筋を鍛えることで、尿失禁患者の約40%に性生活の改善がみ**

られたという報告があるのです。そのうち、性的欲求障害が改善した人が14％、性交中の尿失禁が改善した人が30％、性交疼痛（性交時の痛み）が改善した人が30％となっています（2000年・Bøら、2003年・Bejiら）。

本当はセックスしたいのに、尿失禁のためにできないのは残念としかいいようがありません。「将来、尿失禁になりたくない」「いくつになってもセックスを楽しみたい」という人は、骨盤底筋体操を覚えて実行しましょう。

フランスでは当たり前の骨盤底筋体操

日本では骨盤底筋体操はまだ一般的ではなく、自分には関係のないものと思っている女性が多いように思います。

しかし欧米では、出産後に骨盤底筋体操をやると、骨盤底筋のゆるみが解消され、尿失禁が改善されると同時に、性機能にもプラスの影響があると知られています。

なかでもフランスでは、1985年に医療政策の一環として骨盤底筋体操が導入され、トレーニング費用も1クール（10回）までなら社会保険でまかなえるようになっています。なんてすばらしい政策なのでしょう。

フランスには、骨盤底筋を鍛えるための国家資格を持った理学療法士が存在し、自然分娩で赤ちゃんを出産した女性の大半が、骨盤底筋体操の指導を受けています。

日本でも、分娩後に骨盤底筋体操を指導する産婦人科が増えてきていますが、アドバイスのみ、パンフレットを渡すのみで、専門の指導員がいるところはまだ少ないと思います。

しかしながら自分では骨盤底筋を動かしているつもりでも、実際にはお腹の筋肉に力を入れていたり、お尻の筋肉を動かしているだけだったりすることがあるので、骨盤底筋体操がきちんとできているか自信がない人は、一度専門の指導員に見てもらうことをおすすめします。

フランスと同じように社会保険で専門スタッフによる指導が受けられるようになれば、だれもが骨盤底筋を鍛えることができ、将来的に尿失禁を予防することになるのにと、とても残念に思います。

フランスにはセックスレスがない？

骨盤底筋のゆるみは、尿失禁のリスクを高めるだけでなく、セックスの感度も悪くしてしまいます。とくに分娩後は、この傾向が顕著になります。分娩により骨盤底筋が引き伸ばされ、ゆるんでしまうからです。

そして、そのことが結果的に、セックスレスを生む原因のひとつになっていると思われます。

その点、フランスでは出産後の骨盤底筋体操を国が奨励することにより、尿失禁を予防するだけでなく、セックスレスの解消にも役立っているようです。

なぜなら、前章で紹介したデュレックス社の「性機能に関する世界的な大規模調査」に、それを証明するかのような結果が見られるからです。

それによると、「セックスを年に何回行っているか」という質問に対し、2002年にはフランスが167回でトップ、2003年は144回で7位、2004年は137回でトップ、2005年は120回で5位と、常に上位に位置しているのです。

この数字を見ると、フランスではセックスレスなどありえないという印象がします。
日本とは性に対する意識が違うとはいえ、やはりセックスに満足しているからこその数字であるように思います。結婚して出産しても骨盤底筋体操をすることで、膣のゆるみを改善し、性感帯を衰えさせないでいるのでしょう。

1970年代半ば、フランスも日本も合計特殊出生率（一人の女性が生涯に何人の子どもを産むかを表す数値）が低く、ともに2・0前後でした。その後、日本の合計特殊出生率は低下し続け、2005年には1・26と最低になりました。ただ2013年には1・43になんとか微増しています。

一方のフランスは、1990年代半ば頃から出生率が上昇し始めています。これには、結婚の有無にかかわらず、働く母親を助ける公的な支援制度が整備され、施設や在宅などのさまざまなタイプの保育サービスを充実させたことなどが大きく影響していると思われます。

しかし、いくら子育てする環境が整っていても、セックスの回数が少なければ、出生率は上がりません。そこには骨盤底筋体操の奨励によるセックスレスの回避があるように思います。

出産後に尿失禁になったり、性機能障害が生じれば、セックスしたいとは思わなくなります。

しかしながら、たとえ出産して膣がゆるんでも、骨盤底筋体操をすれば再びしまるようになり、セックスの感度はよくなるのです。もっと多くの女性に骨盤底筋体操のことを知ってほしいと思います。

骨盤底筋体操をして充実した人生を送ろう

書店に行くと骨盤底筋体操の本が何冊も置いてあります。

しかし、それは尿失禁の予防に関するものばかりです。もちろん、骨盤底筋体操は明らかに尿失禁に効果があります。

実際、尿失禁の患者さんには骨盤底筋体操を覚えてもらいますが、本書で一番いいたいことは、「骨盤底筋を鍛えれば、セックスの感度が上がる」ということです。

若いうちなら骨盤底筋に収縮力があり、トレーニングのコツもすぐに覚えられます。長い時間をかけなくても、セックスの感度を上げることは可能だと思います。

一方で、子どものいる女性やシニア世代の女性にも、骨盤底筋体操をしてセックスの感度を高めてほしいと思っています。若い頃に比べれば、骨盤底筋は衰えているかもしれませんが、トレーニングをすれば、再び、収縮力がよみがえってくるのです。

そうすれば、いままでセックスの快感をあまり覚えたことのない女性でも、性愛の高みにのぼることができるようになるかもしれないのです！

セックスライフが充実しているかどうかは表情に表れます。気持ちが高揚し、何事にも前向きになれるでしょう。

パートナーとの絆も強くなり、精神的にも安定します。

セックスは男女のコミュニケーションのひとつなのです。大いに楽しみ、お互いの愛情を確かめ合ってほしいと思います。

骨盤底筋体操が習慣になれば、将来的な尿失禁のリスクも低くなります。

若い方は、いまはまだ尿失禁といわれてもピンとこないかもしれませんが、実際に尿もれがあると、生活の活動の幅が狭まり、家に閉じこもってしまう人もいるのです。

そうならないためにも、いまから骨盤底筋体操を始めましょう。そして、大いに人生を楽しんでほしいと思います。

あとがき

第4章にも紹介したとおり、「世界のセックス頻度と性生活満足度」で、日本は世界41カ国中で最低レベルです。私はこの結果を見たとき、とてもショックでした。日本人のセックスレス化が進んでいるといっても、ここまでとは思っていなかったからです。

私は仕事でもプライベートでも、海外に行くことが多くあります。そういうなかで、現地のカップルが仲よく抱き合っていたり、手をつないで歩いていたりする姿を見て、とてもうらやましく感じていました。おそらくセックスライフも充実しているだろうなと思うからです。

たかがセックス、されどセックス。

パートナーがいるなら、セックスを楽しまない手はありません。私がセックスにこだわるのは、私の周りにいる女性たちがセックスを楽しみ、それによってパートナーとの愛情を深め、人生を謳歌《おうか》しているのを知っているからです。

そうした女性たちはみな、キラキラと美しく輝き、日々の生活に満足しています。精神的にも安定し、仕事や趣味にいきいきと取り組んでいます。

若いうちから骨盤底筋体操を行えば、膣のしまりがよくなり、セックスの喜びも大きくなります。そうなれば、結婚して子どもができても、セックスレスになることはないでしょう。

骨盤底筋がしまっていれば、妊娠中や出産後の尿失禁も予防できます。

考えてもみてください。将来、尿失禁になったら、どれだけ生活の楽しみや活動が妨げられるでしょうか？

趣味のスポーツや友人たちとの旅行も、憂うつなものになってしまいます。

日常的にセックスをしていれば、尿失禁の予防にもなるのです。

それに加えて、骨盤底筋体操を習慣化できれば、セックスの感度を高め、より楽しいセックスライフが待っているのです。


かくいう私も骨盤底筋体操を毎日のように行っています。一度、習慣化してしまえば、意識しなくてもやれるようになります。骨盤底筋体操のいいところは、いつでもどこでも行えるということです。

骨盤底筋体操を習慣にして、いつまでも若々しく輝く女性が日本に一人でも多くなるよう心から願っています。

参考文献

- Kinsey, A. C. et al., Sexual Behavior in the Human Male
- Graber B et al: J Clin Psychiatry 40 (8) ; 348-351. 1979
- Lowenstein L et al:Int Urogynecol J 21 (5) ; 553-556. 2010
- Messé M R et al: Arch Sex Behav 14 (1) ; 13-28. 1985
- Shafik A. : Int Urogynecol J Pelvic Floor Dysfunct, 11 (6) ; 361-376. 2000
- Citak N et al : Acta Obstet Gynecol Scand, 89 (6) ; 817-822. 2010
- 重田美和他：日本女性骨盤底医学会誌：10 (1) 143-149. 2013
- Chiarelli P et al : Neurourol Urodyn 22 (3) ; 246-249. 2003
- Whitford H M et al : Midwifery 23 (2) ; 204-217. 2007
- Bø K et al : Int Urogynecol J Pelvic Floor Dysfunct 18 (7) ; 733-736. 2007
- Bø K et al : Obstet Gynecol 113 (6) ; 1279-1284. 2009
- Mason L et al : Midwifery 15 (2) ; 120-128. 1999
- Kegel A H. Ciba Clin Symp 4 (2) ; 35-51. 1952

- Benvenuti F et al : Am J Phys Med 66 (4) ; 155-168. 1987
- Bump R C et al : Am J Obstet Gynecol 165 (2) ; 322-327. 1991
- Morin M et al : Neurourol Urodyn 23 (7) ; 668-674. 2004
- Thompson J A et al : Int Urogynecol J Pelvic Floor Dysfunct 17 (6) ; 624-630. 2006
- Shishido K et al : J Urol 179 (5) ; 1917-1922. 2008
- Mørkved S et al : Neurourol Urodyn 26 (5) ; 667. 2007
- Mouritsen L et al : Nordisk Sexologi 15 (2) ; 89-98. 1997
- Bø K et al : Acta Obstet Gynecol Scand 79 (7) ; 598-603. 2000
- Brink C A et al : Nurs Res 43 (6), 352-356. 1994
- Sampselle, C. M. et al : J Obstet Gynecol Neonatal Nurs. 26(4) ; 375-385. 1997
- Temml, C. et al : Neurourol Urodyn 19 (3) ; 259-271. 2000
- Beji NK et al : Int Urogynecol J Pelvic Floor Dysfunct 14 (4) ; 234-238. 2003
- B Graber et al : Int Urogynecol J Pelvic Floor Dysfunct 2000 ; 11 (6) : 361-376
- La Pera G : Arch Ital Urol Androl 2014 ; 86 (2) : 123-125
- Lewis, R. W. et al : J Sex Med 2010 ; 7 (4) : 1598-1607
- Lowenstein L et al : Int Urogynecol J 2010 ; 21 (5) : 553-556

・Lindau, S. T. N Engl J Med. 2007, 357(8) : 762-774.
・Martinez, C. S. et al. Acta Obstet Gynecol Scand 93 (5) : 497-502
・Partin, S. N. et al. J sex Med 11(8), 2039-2047
・『女性を悩ますその病気』嘉村康邦、２０１１年、悠飛社
・『人間の性反応　マスターズ報告』Ｖ・Ｅ・ジョンソン、１９６６年、池田書店
・『オニババ化する女たち』三砂ちづる、２００４年、光文社新書
・『女性泌尿器科へ行こう！』竹山政美・藤井美穂・ひまわり会、２０１１年、メディカ出版
・『女性の頻尿・尿失禁　ＱＯＬ（生活の質）向上のための最善策』髙橋悟、２０１３年、法研
・『尿トラブルは自宅で治せる　尿もれ・尿失禁の改善法』楠山弘之、２０１０年、東洋経済新報社
・『薬を使わず病をなおす　バイオフィードバック入門』辻下守弘、２０１１年、秀和システム

〈著者プロフィール〉
金城真実（きんじょう・まなみ）
沖縄県生まれ。杏林大学医学部付属病院泌尿器科女性骨盤底専門外来担当。医学博士。杏林大学医学部卒業。泌尿器科専門医・指導医。女性が受診しにくいとされる泌尿器科領域において、女性専門外来を担当し最先端の治療の普及に努める。

彼が離れられなくなる！
たった5分の魔法体操

2015年6月10日　第1刷発行
2017年7月30日　第2刷発行

著　者　金城真実
発行人　見城 徹
編集人　福島広司

GENTOSHA

発行所　株式会社 幻冬舎
〒151-0051　東京都渋谷区千駄ヶ谷4-9-7
電話　03(5411)6211(編集)
03(5411)6222(営業)
振替00120-8-767643
印刷・製本所　中央精版印刷株式会社

検印廃止

ISBN978-4-344-02775-6　C0095
幻冬舎ホームページアドレス　http://www.gentosha.co.jp/

この本に関するご意見・ご感想をメールでお寄せいただく場合は、
comment@gentosha.co.jpまで。